Leitfaden der Krankenpflege
in Frage und Antwort.

Für Krankenpflegeschulen und Schwesternhäuser

bearbeitet

von

Stabsarzt Dr. J. Haring,
bislang staatl. Prüfungskommissar an der Krankenpflegeschule des Carolahauses zu Dresden.

Mit einem Vorwort

von

Prof. Dr. med. A. Fiedler,
Geheimer Rat.

Dritte, verbesserte Auflage.
Unveränderter Neudruck (11.—13. Tausend).

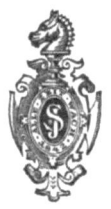

Springer-Verlag Berlin Heidelberg GmbH
1914.

Alle Rechte, insbesondere das der Übersetzung in fremde Sprachen,
vorbehalten.

ISBN 978-3-662-23360-3　　　　ISBN 978-3-662-25407-3 (eBook)
DOI 10.1007/978-3-662-25407-3

Softcover reprint of the hardcover 1st edition 1914

Vorwort.

Als Mitglied des Albertverein-Direktoriums habe ich oft Gelegenheit gehabt, den Prüfungen der Lehrschwestern beizuwohnen, welche von Herrn Dr. Haring mit viel Geschick und großer Sachkenntnis geleitet wurden.

Es gereicht mir zur Freude, daß Herr Dr. Haring sich entschlossen hat, die reichen Erfahrungen, welche er beim Krankenpflege-Unterricht der Schwestern gesammelt hat, weiteren Kreisen zugänglich zu machen, und ich entspreche gern dem Wunsche des Herrn Verfassers, seinem Buche ein empfehlendes Begleitwort mit auf den Weg zu geben!

Der vorliegende Leitfaden schließt sich eng an das vom Preußischen Kultusministerium herausgegebene Krankenpflege-Lehrbuch an und ergänzt es in mancher Hinsicht; es dürfte für Alle, welche die Krankenpflege zu ihrem Beruf wählen, eine willkommene Gabe sein.

Der Lehrer der Krankenpflegeschule wird in dem Buche alles finden, was er im Unterricht nur immer bringen kann; seinem ärztlichen Ermessen bleibt es anheimgestellt, in Anpassung an den Bildungsgrad seiner Schülerinnen das Buch als knappen, übersichtlichen Leitfaden für eingehendere Ausführungen zu benutzen oder sich auf das Elementarste zu beschränken.

Den Schwestern ist es durch die Behandlung des reichhaltigen Stoffes in Form von Frage und Antwort erleichtert, das im Unterricht Gehörte schnell zu repetieren und sich zunächst die theoretischen Kenntnisse anzueignen; dann aber wird es ihnen auch eher gelingen, an der Hand des Leitfadens den Anforderungen zu entsprechen, welche bei Ausübung der praktischen Krankenpflege an sie gestellt werden.

Dresden, März 1910.

Prof. Dr. med. Fiedler,
Geheimer Rat.

Vorwort zur 2. Auflage.

Die Nachfrage nach dem Leitfaden gestaltete sich von Anfang an so lebhaft, daß sich wenige Monate nach seinem Erscheinen im Buchhandel der Verlag zu einem unveränderten Neudruck entschließen mußte. Wenn nun nach kaum Jahresfrist eine neue Auflage notwendig ist, so beweist dieser Umstand am besten, daß das Büchlein in den Kreisen, für die es bestimmt ist, leicht Eingang und eine gute Aufnahme gefunden hat.

Die Kritik hat das bisherige Fehlen eines solchen Leitfadens in Frage und Antwort, der den Lernenden gestattet, sich selbst und untereinander abzufragen, der aber das Einüben eines Frage- und Antwortspieles oder das verständnislose Auswendiglernen durch die Reichhaltigkeit des verarbeiteten Stoffes usw. zur Unmöglichkeit macht, geradezu als Lücke in der Krankenpflegeliteratur empfunden.

Neben verschiedenen kleineren Änderungen war eine Umarbeitung des Abschnittes über die gesetzlichen Bestimmungen notwendig: die am 1. 1. 1912 in Kraft tretende Reichsversicherungsordnung ist in Kapitel L, 4 berücksichtigt worden.

Um den Wert des Büchleins als Nachschlagewerk zu erhöhen und das Auffinden des Gesuchten zu erleichtern, ist ein alphabetisches Inhaltsverzeichnis mit Verdeutschung der alltäglich am Krankenbett gebrauchten medizinischen Fremdwörter neu hinzugefügt worden.

Möge auch die 2. Auflage des Leitfadens ihren Zweck erfüllen!

Leisnig, September 1911.

Der Verfasser.

Vorwort zur 3. Auflage.

Auch von der 2. Auflage wurde ein unveränderter Neudruck (Juni 1912) ausgegeben.

Zu gleicher Zeit erschien eine Übersetzung des Leitfadens ins Italienische durch Frl. Ninina Facchi, Assistentin der Roten-Kreuz-Schule in Mailand.

Die vorliegende 3. Auflage wurde auf Inhalt und Form durchgesehen und vielfach verbessert. Ich durfte mich hierbei — je auf ihren Sondergebieten — der bereitwilligen Unterstützung meiner Freunde Prof. Dr. Rietschel, Kinderarzt und Prof. Dr. Richter, Frauenarzt in Dresden, des Herrn Bürgermeister Schickert in Leisnig und verschiedener Herren erster Assistenten namhafter Kliniken erfreuen. Ihnen auch an dieser Stelle meinen verbindlichsten Dank!

Neu aufgestellt und als Anhang gebracht wurde eine Anleitung zur Beurteilung der wichtigsten Nahrungsmittel und Getränke, die das Verständnis des Pflegepersonals für zweckmäßige Krankenkost und deren Zubereitung erleichtern soll.

Leisnig, Juni 1913.

Der Verfasser.

Inhaltsverzeichnis.

Seite

A. Bau und Verrichtungen des menschlichen Körpers.
  I. Der Bau des menschlichen Körpers (Anatomie) 1—107.
  1. Beschreibung der Körperoberfläche, 1—13 1
  2. Die Bestandteile des menschlichen Körpers, 14—66 . . . 2
     a) Knochenlehre, 15—41 3
     b) Weichteile, 42—60 5
     c) Die flüssigen Bestandteile, 61—66 7
  3. Die 3 großen Körperhöhlen und ihr Inhalt, 67—85 . . . 7
  4. Nervensystem und Sinneswerkzeuge, 86—107 10
  II. Verrichtungen des Körpers (Physiologie), 108—121.
  1. Verdauung, 109—113 13
  2. Atmung, 114—119 14
  3. Blutkreislauf, 120—121 15

B. Allgemeine Lehre von den Erkrankungen und ihren Erscheinungen, besonders Fieber und Puls, Ansteckung, Wundkrankheiten, Asepsis und Antiseptik.
  1. Allgemeines über Krankheit, 1—7 15
  2. Fieber und Puls, 8—14 17
  3. Ansteckung, 15—31 17
  4. Wundkrankheiten, 32—45 19
  5. Asepsis und Antiseptik, 46—52 21

C. Einrichtung in Krankenräumen, den Anforderungen der Gesundheitslehre entsprechende Herrichtung und Ausstattung des Krankenzimmers, Lüftung, Beleuchtung, Heizung, Wasserversorgung, Beseitigung der Abgänge.
  1. Krankenräume, 1—6 21
  2. Ausstattung des Krankenzimmers, 7—18 22
  3. Lüftung, 19—24 23
  4. Beleuchtung, 25—36 24
  5. Heizung, 37—44 25
  6. Wasserversorgung, 45—49 27
  7. Beseitigung der Abgänge, 50—56 27

D. Krankenwartung, insbesondere Reinlichkeitspflege, Versorgung mit Wäsche, Lagerung und Umbetten des Kranken, Krankenbeförderung, Badepflege.
  1. Allgemeines Verhalten des Pflegepersonals, 1—3 28

Inhaltsverzeichnis.

	Seite
2. Das Halten von Gliedmaßen, 4—9	29
3. Reinlichkeitspflege, 10—20	29
4. Versorgung mit Wäsche, 21—25	30
5. Lagerung, 26—45	31
6. Umbetten, 46—51	33
7. Krankenbeförderung, 52—63	34
8. Badepflege, 64—91	36

E. Krankenernährung, Zubereitung und Darreichung der gewöhnlichen Krankenspeisen und Getränke.

1. Allgemeines über Ernährung, 1—8 … 39
2. Verabreichung von Speisen und Getränken an den Kranken, 9—25 … 40
3. Zubereitung verschiedener Krankenspeisen, 26—37 … 41
4. Künstliche Ernährung, 38—40 … 43

F. Krankenbeobachtung, Krankenbericht an den Arzt, Ausführung ärztlicher Verordnungen.

1. Allgemeine Krankenbeobachtung (Temperatur, Puls, Atmung), 1—20 … 43
2. Messungen, Körpergewicht, 21—25 … 45
3. Ausscheidungen, Urinuntersuchung, 26—37 … 46
4. Krankenwachen, Krankenbericht, 38—39 … 48
5. Ausführung ärztlicher Verordnungen, 40—170 … 48
   - a) Arzneien, 40—64 … 48
   - b) Einatmungen, Einträufelungen, 65—76 … 51
   - c) Einspritzungen, Eingießungen, 77—95 … 52
   - d) Pinselungen, Einreibungen, 96—102 … 55
   - e) Hautreizende Mittel, 103—106 … 55
   - f) Blutentziehung durch Schröpfen, 107—111 … 56
   - g) Blutentziehung durch Blutegelsetzen, 112—115 … 56
   - h) Biersche Stauung, 116—120 … 57
   - i) Elektrisieren, 121—122 … 57
   - k) Massage, 123—128 … 58
   - l) Wasserbehandlung usw., 129—170 … 58

G. Hilfeleistung bei der Krankenuntersuchung und -behandlung, namentlich bei der Wundbehandlung, Lagerung und Versorgung verletzter Glieder, Notverband, Hilfeleistung bei Operationen sowie bei der Betäubung, Vorbereitung des Verbandmateriales und der Instrumente.

1. Hilfeleistung bei der ärztlichen Untersuchung, 1—15 … 63
2. Vorbereitung ärztlicher Eingriffe, 16—29 … 64
3. Wunden und Wundbehandlung, 30—49 … 66
4. Wunddesinfektionsmittel, 50—60 … 69
5. Erkennen und Versorgung von Verletzungen, 61—82 … 70
6. Notverband, 83—93 … 72
7. Hilfeleistung bei Operationen, 94—111 … 74
8. Betäubung, 112—129 … 76
9. Verbandlehre, 130—166 … 79

H. Hilfeleistung bei plötzlich auftretenden Leiden und Beschwerden, bei gefahrdrohenden Krankheitserscheinungen, bei Unglücksfällen (Blutstillung, künstliche Atmung) und Vergiftungen. Grenzen der Hilfeleistung.

Inhaltsverzeichnis. IX

	Seite
1. Selbständige Hilfeleistung des Personals während der Pflege	
a) bei Schmerzäußerungen, Schlaflosigkeit, Schweißausbrüchen, Hustenreiz, 1—18	83
b) bei gefahrdrohender Verschlimmerung, 19—39	85
2. Samariterdienst, 40—89.	
a) Blutungen, 41—55	87
b) Bewußtlosigkeit, Ohnmacht, 56—62	89
c) Künstliche Atmung, 63	90
d) Hilfe bei Ertrunkenen, Erhängten, Verschütteten, Erstickten, Erfrorenen, 64—70	90
e) bei Verbrennung, Verätzung, 71—74	91
f) Hitzschlag, Blitzschlag, Sonnenstich, 75—78	91
g) Vergiftungen, 79—89	92
3. Grenzen der Hilfeleistung, 90	93

J. **Pflege bei ansteckender Krankheit: Verhütung der Übertragung von Krankheitskeimen auf den Kranken, den Pfleger und andere Personen; Desinfektionslehre.**

I. Allgemeines über Infektionskrankheiten und ihre Übertragung sowie deren Verhütung, 1—24	93
II. Besonderheiten in der Pflege bei einzelnen ansteckenden Krankheiten, 25—97	96
a) Masern, Scharlach, Pocken, 27—43	96
b) Keuchhusten, 44—45	98
c) Pest, Fleckfieber, 46—47	99
d) Typhus, 48—57	99
e) Ruhr, 58—62	100
f) Cholera, 63—64	100
g) Diphtherie, 65—73	101
h) Lungenentzündung, 74—77	101
i) Influenza, 78—81	102
k) Genickstarre, 82—84	102
l) Rose, 85—88	102
m) Tuberkulose, 89—97	103
III. Desinfektionslehre, 98—128	104
1. Allgemeines über Desinfektion, 98—111	104
2. Die chemischen Desinfektionsmittel, 112—113	105
3. Desinfektion im einzelnen während der Pflege, 114—122	106
4. Schlußdesinfektion, 123—128	107

K. **Zeichen des eingetretenen Todes; Behandlung der Leiche, 1—12** 108

L. **Gesetzliche und sonstige Bestimmungen, soweit sie die Krankenpflegetätigkeit berühren, 1—66.**

1. Vorschriften über die staatliche Prüfung von Krankenpflegepersonal, 1—12	110
2. Vorschriften zur Bekämpfung gemeingefährlicher Krankheiten, 13—25	112
3. Impfgesetz, 26—31	114
4. Reichsversicherungsordnung, 32—55	115
a) Krankenversicherung, 35—43	115
b) Unfallversicherung, 44—48	116
c) Invalidenversicherung, 49—55	117

	Seite
5. Sonstige gesetzliche Bestimmungen, 56—66	118
6. Genfer Konvention, 67—68	119

M. Verpflichtungen des Krankenpflegers in bezug auf allgemeines Verhalten, namentlich Benehmen gegenüber den Kranken und ihren Angehörigen, sowie gegenüber den Ärzten, Geistlichen und Mitpflegern, Berücksichtigung des Seelenzustandes des Kranken, Verschwiegenheit. 1—17 119

N. Die wichtigsten Grundsätze der Säuglingspflege[1]).
   1. Pflege der Wöchnerin, 1—34 122
   2. Pflege des Säuglings, 35—87 126
      a) Das Stillgeschäft, 40—51 126
      b) Ernährung mit der Flasche, 52—68 128
      c) Baden des Säuglings, Behandlung des Nabels usw., 69—76 130
      d) Säuglingskrankheiten, 77—87 130

Anhang: Anleitung zur Beurteilung der wichtigsten Nahrungsmittel und Getränke 133

Aufgaben zur praktischen Ausführung, 1—85 135

Alphabetisches Inhaltsverzeichnis mit Fremdwörterverdeutschung . . 139

Literatur-Verzeichnis.

---

[1]) Bei der staatlichen Prüfung von Krankenpflegepersonen werden Kenntnisse in der Säuglingspflege nur von weiblichen Prüflingen gefordert.

A. Bau und Verrichtungen des menschlichen Körpers.

I. Der Bau des menschlichen Körpers.

1. Beschreibung der Körperoberfläche.

Frage:	Antwort:
1. Was bedeuten die Wörter **Anatomie** und **Physiologie**?	Anatomie ist die Lehre vom Bau des menschlichen Körpers, Physiologie die Lehre von seinen Verrichtungen.
2. Wonach wird eine **Körperstelle**, z. B. der Sitz einer Wunde, eines Schmerzes bezeichnet?	Nach der Körperseite, nach festliegenden Punkten und Linien der Körperoberfläche und nach der Körpergegend.
3. Was heißt rechts und links?	Was beim Kranken rechts oder links ist.
4. Was heißt oben und unten?	Oben, was nach dem Kopfe zu, unten, was nach den Füßen zu liegt.
5. Was heißt vorn und hinten?	Vorn das nach der Gesichtsseite, hinten das nach dem Rücken zu Gelegene.
6. Was heißt innen und außen?	Was nach der Körpermitte oder Körperlängsachse (einer gedachten Linie, die vom Scheitel zur Fußsohle verläuft) zu gelegen ist, heißt innen; außen, was sich von ihr entfernt.
7. Messung. Wie lang und breit ist Ihr rechter Zeigefinger, Schwester[1]); wie weit können Sie mit der rechten Hand spannen?	(Der Zeigefinger ist durchschnittlich 8 bis 10 cm lang und etwa 2 cm breit; die Handspanne faßt ungefähr 16 cm.)

---

[1]) Wo die Anrede oder Bezeichnung Schwester oder Krankenpflegerin gebraucht ist, gilt in sinngemäßer Anwendung dasselbe für den Pfleger.

Frage:

8. Wieviel cm bedeutet: „3 Querfinger breit?"

9. Welche festliegenden Punkte haben wir an der Körperoberfläche?

10. Welche Bestimmungslinien haben wir?

11. Wonach werden im allgemeinen die **Körpergegenden** benannt?

12. Zum Beispiel?

Zeigen Sie diese Gegenden durch Handauflegen!

13. Wie unterscheidet man die Seiten des Vorderarmes?

Antwort:

Etwa 5 cm.

Die Scheitelhöhe, den höchsten Punkt des Schädeldaches; die Nasenwurzel; inneren und äußeren Augenwinkel; Mundwinkel; oberen und unteren Rand des Ohransatzes; Unterkieferwinkel; Schulterhöhe; Ellenbogenknorren; Kehlgrube; untere Spitze des Brustbeins und Magengrube; Brustwarzen; Nabel; oberen Rand der Schambeinfuge; vorderen oberen Darmbeinstachel; Sitzbeinhöcker; Rollhügel; Kniescheibe; äußeren und inneren Fußknöchel.

Den Scheitel oder die Mittellinie des Kopfes; die vordere und hintere Mittellinie (Wirbelsäule!) des Rumpfes; senkrecht durch die Brustwarze gedacht die **Brustwarzenlinie**, senkrecht durch die Mitte der Achselhöhle die **Achsellinie**; ferner schräg verlaufend den Unterkieferrand, unteren Rippenrand oder Rippenbogen, Beckenkamm, Schenkelbeuge (Leisten).

Außer den volksüblichen Bezeichnungen wie Wangen, Kinn, Nacken, Weichen oder Flanken, Gesäß, Wade: nach den dort oder darunter befindlichen Organen oder Knochen.

Die Herzgegend (vom linken Brustbeinrand bis fast zur linken Brustwarzenlinie, nach oben von der 3. nach unten bis zur 6. Rippe reichend), Magengegend, Lebergegend, Milzgegend, Nieren- oder Lendengegend, Kehlgegend, Schulterblattgegend, Kreuzbeingegend usw.

Man spricht hier nicht von Vorder- und Rückseite usw., sondern von Streck- und Beugeseite, Daumen- und Kleinfingerseite.

2. Die Bestandteile des menschlichen Körpers.

14. Aus welchen Bestandteilen ist der menschliche Körper zusammengesetzt?

Aus harten, weichen und flüssigen Teilen.

Frage:	Antwort:
	a) **Knochenlehre.**
15. Welche sind die harten Bestandteile?	Knochen und Knorpel, Zähne.
16. Die Gesamtheit der Knochen bildet was?	Das Knochengerüst (**Skelett**), das dem Körper als Stütze dient.
17. Woraus besteht ein Knochen?	Aus der starken Rinde, die das schwammförmige innere Gewebe umhüllt, aus dem in diesem Gewebe befindlichen Knochenmark und der ihn außen überziehenden, die Blutgefäße und Nerven führenden Knochenhaut.
18. Wie sind die Knochen untereinander verbunden?	Entweder durch Fugen und Nähte oder beweglich durch Gelenke.
19. Wie sieht ein Gelenk aus?	Das eine Knochenende bildet die Gelenkpfanne, das andere ist walzenförmig oder kugelig gestaltet (dies heißt Gelenkkopf). Beide Knochenenden haben einen Knorpelüberzug, sind durch einen sehnigen Sack, die Gelenkkapsel, welche die Gelenkschmiere enthält, abgeschlossen und durch Gelenkbänder und Sehnen beweglich verbunden.
20. Wie teilen wir die Knochen des Kopfes ein?	In die des Gesichts und des Hirnschädels.
21. Welche Höhle umschließen die Schädelknochen?	Die Schädelhöhle.
22. Womit steht sie in Verbindung?	Die Schädelhöhle steht durch das große Hinterhauptsloch mit dem Wirbelkanal in Verbindung.
23. Welche Höhlungen enthält der Gesichtsschädel?	Die Höhlungen für die wichtigsten Sinneswerkzeuge: die Augenhöhlen, die Höhlung für das Gehörorgan, die Nasenhöhlen, die Mundhöhle.
24. Wo befinden sich die **Zähne**?	Sie stehen mit ihren Wurzeln in den Zahnfächern des Oberkiefers und Unterkiefers.
25. Wieviel **Zähne** hat der Erwachsene?	32.
26. Welche?	In jeder Kieferhälfte: 2 Schneidezähne, 1 Eck- oder Augenzahn, 2 vordere Back-

A. Der Bau des menschlichen Körpers.

Frage:	Antwort:
	zähne und 3 hintere Back- oder Mahlzähne. Der letzte Mahlzahn heißt Weisheitszahn; er bricht häufig erst nach dem 20. Lebensjahre durch.
27. Was für Zähne hat das Milchgebiß?	Das Milchgebiß hat 20 wurzellose Zähne.
28. In welcher Reihenfolge erscheinen die Milchzähne gewöhnlich?	Die beiden unteren mittleren Schneidezähne im 5.—9. Monat, die 4 oberen Schneidezähne im 9.—10., die 4 ersten Backzähne und die unteren seitlichen Schneidezähne im 12.—15. Monat, die 4 Eckzähne und die weiteren 4 Backzähne bis zum Ende des 2. Jahres.
29. Wann findet der Zahnwechsel statt?	Vom 7.—13. Lebensjahre.
30. Woraus besteht der Zahn des Erwachsenen?	Aus der von Zahnschmelz umschlossenen **Krone**, dem **Zahnhals** und der von der Wurzelhaut bekleideten **Zahnwurzel**, in deren Höhlung der Zahnnerv und die Zahngefäße liegen. Schneide- und Eckzähne haben 1, Backzähne 2 und die oberen Mahlzähne meist 3 Wurzeln.
31. Aus welchen Knochen besteht der **Rumpf**?	Aus Wirbelsäule mit Brustkorb und Beckenring.
32. Welche Aufgabe hat die Wirbelsäule? (Vgl. A 85, Seite 9.)	Sie ist Träger des Kopfes, Stütze des Rumpfes und dient zum Schutze des Rückenmarks.
33. Welche Biegungen der Wirbelsäule sind normal?	Genickhöhlung, Schulterblattwölbung, Lendenhöhlung und Kreuzbeinwölbung.
34. Auf welchen Stellen ruht der Körper in der Rückenlage?	Außer dem Hinterkopf auf Rücken- und Kreuzbeinwölbung sowie den Fersen (vgl. D. 16—17, Seite 30).
35. Aus welchen Knochen setzt sich die Wirbelsäule zusammen?	Aus 7 Hals-, 12 Brust-, 5 Lenden-Wirbeln, dem Kreuzbein und dem Steißbein.
36. Welche Knochen gehören zum Brustkorb?	Außer den 12 Brustwirbeln, gelenkig mit ihnen verbunden, auf jeder Seite 12 Rippen, die vorn am Brustbein ansetzen. Mit dem oberen Ende des Brustbeins steht jederseits das Schlüsselbein in gelenkiger Verbindung, das mit seinem äußeren Ende an der Schulter-

Die Bestandteile des menschlichen Körpers.

Frage:	Antwort:
	blattgräte befestigt ist. Das Schulterblatt selbst ist ein platter Knochen, dessen innerer Rand parallel der Wirbelsäule verläuft.
37. Wie kann der Schulterring vom Brustkorb abgehoben werden? (Vgl. D 31.)	Durch Aufstützen der Arme. Dadurch kann bei Atemnot dem Brustkorb freiere Beweglichkeit verschafft werden.
38. Welche Knochen bilden den Beckenring?	Außer dem Kreuzbein und Steißbein die aus Schambein, Darmbein und Sitzbein bestehenden Hüftbeine. An der Vereinigung dieser 3 Hüftbeinteile befindet sich die Gelenkpfanne für den Oberschenkelkopf. Durch die Berührung der beiden Schambeine entsteht die Schambeinfuge.
39. Wie heißen die unteren Vorsprünge der Sitzbeine?	Die Sitzbeinhöcker, auf denen der Mensch sitzt.
40. Die Knochen der oberen Gliedmaßen sind welche?	Der Oberarmknochen, die beiden Unterarmknochen: Elle und Speiche, die Handwurzel-, Mittelhand- und Fingerknochen. (Grundglied, Mittelglied und Nagelglied!)
41. Wie heißen die Knochen der unteren Gliedmaßen?	Der Oberschenkelknochen, der längste und stärkste Knochen des ganzen Körpers mit Kopf, Hals und großem Rollhügel; Kniescheibe; Schienbein und Wadenbein; Fußwurzel-, Mittelfuß- und Zehenknochen.

b) Weichteile.

42. Die **Weichteile** des menschlichen Körpers sind welche?	Muskeln, Bindegewebe und Fett, Haut und Schleimhäute, Drüsen, Gefäße, Eingeweide, Gehirn und Nerven.
43. Was ist der Unterschied zwischen Fleisch und **Muskeln**?	Das ist dasselbe.
44. Welche Aufgabe haben die **Muskeln**?	Sie haben im Leben die Eigenschaft, sich zusammenzuziehen und wieder zu erschlaffen und ermöglichen so, wenn sie an zwei durch ein Gelenk verbundenen Knochen ansetzen, die Bewegungen.
45. Wie sind sie an die Knochen befestigt?	Entweder unmittelbar oder durch Sehnen, das sind weiße, derbe bindegewebige Stränge, in die die Muskelenden übergehen.
46. Wovon sind die Sehnen umgeben?	Von Sehnenscheiden, die etwas Schleim enthalten, damit die Sehnen besser gleiten können.

Frage:	Antwort:
47. Was für Arten von Muskeln unterscheiden wir?	Die willkürlichen Muskeln und die unwillkürlichen (z. B. des Herzens und der Baucheingeweide).
48. In welcher Gestalt kommt das **Bindegewebe** vor?	Als maschenartiges Gewebe, das mit Fett ausgefüllt ist (Unterhautzellgewebe), in Sehnen und Bändern, Gelenkkapseln und als straffe Bindegewebsschicht (Fascie).
49. Welche Bedeutung hat das **Fett**?	Es dient als Polster und gibt dem Körper seine abgerundete Form, bildet aber auch eine Aufspeicherung überschüssigen Nahrungsmaterials.
50. Welche Bedeutung hat die **Haut** für den menschlichen Körper?	Sie bildet eine schützende Einhüllung des Körpers.
51. Welche Schichten unterscheiden wir?	Lederhaut und Oberhaut.
52. Welche Schicht ist bei Brandblasen abgehoben und was sieht man auf dem Grunde geöffneter Blasen?	Die Oberhaut ist abgehoben, man sieht die Lederhaut.
53. Was befindet sich in der Lederhaut?	Ein dichtmaschiges Adernetz, die Anfangsfasern der Gefühlsnerven, die Haarwurzeln, Schweiß- und Talgdrüsen.
54. Was gehört zu den Gebilden der Haut?	Die Haare, die Finger- und Zehennägel, die die Endgliederspitzen durch ihre Härte schützen.
55. Was versteht man unter Hautatmung?	Das fortwährende Ausdunsten von Wasser und gasförmigen Stoffen (Dampfen der Tiere!).
56. Wann läßt sie nach?	Wenn die Haut nicht durch Waschen und Wäschewechsel sauber gehalten wird.
57. Was ist **Schleimhaut**?	Die Auskleidung der Köperöffnungen und der Eingeweide, z. B. des Mundes, der Nase, des Darmes.
58. Was sind **Drüsen**?	Gebilde im Körper, die Säfte absondern, z. B. Tränen, Speichel, Magensaft, Galle, Harn, Schweiß, Schleim.
59. Welche Aufgabe haben die Lymphdrüsen?	Sie sind als Filter in die Lymphbahnen eingeschaltet.
60. Was für **Gefäße**	Die Blutgefäße und zwar Schlagadern

Die Bestandteile des menschlichen Körpers.

Frage:	Antwort:
gibt es außer den Lymphbahnen?	oder Pulsadern (Arterien) mit starken elastischen Wandungen, die das Blut vom Herzen weg führen, ferner Blutadern (Venen) mit dünneren Wänden, in denen das Blut zum Herzen zurückströmt und die ganz feinen Haargefäße (Kapillaren), durch deren Wandung der Austausch der Nährstoffe in den Geweben erfolgt.

c) Die flüssigen Bestandteile.

61. Die flüssigen Bestandteile des Körpers sind welche?	Außer den Drüsenabsonderungen und den Flüssigkeiten im Auge enthält der Körper Blut und Lymphflüssigkeit.
62. Woraus besteht das Blut?	Es ist eine klebrige Flüssigkeit (Blutserum), die ihre rote Farbe durch mikroskopisch kleine, rote, runde Scheiben, die roten Blutkörperchen, erhält. Außerdem befinden sich in der Blutflüssigkeit noch weiße Blutkörperchen, doch in geringerer Zahl als die roten.
63. Was geschieht außerhalb der Adern mit dem Blut?	Es gerinnt; das beim Aderlaß in einem Gefäß aufgefangene Blut scheidet sich in Blutkuchen und Blutflüssigkeit.
64. Welche Bedeutung hat das Blut?	Es ist ein Transportmittel. Es bringt den in der Lunge aufgenommenen Sauerstoff und die von den Lymphgefäßen im Darm aufgenommenen Nährstoffe zu den entlegensten Körperteilen und läßt diese so der Nahrung teilhaftig werden.
65. Wie sieht Lymphflüssigkeit aus?	Dünnflüssiger als das Blut und von trüber, weißlicher Färbung.
66. Welche Aufgaben haben die Saugadern oder Lymphgefäße?	Im Darm saugen sie mit Hilfe der Schleimhaut die nützlichen Stoffe aus dem Speisebrei und führen sie durch den Milchbrustgang ins Blut. Im übrigen Körper saugen sie überflüssige oder verbrauchte und schädliche Stoffe auf und führen sie zu den als Filter wirkenden Lymphdrüsen, die in großer Menge besonders am Hals, in der Achselhöhle und Schenkelbeuge vorhanden sind.

3. Die 3 großen Körperhöhlen und ihr Inhalt.

67. Wie heißen die drei großen Körperhöhlen?	Bauchhöhle, Brusthöhle, Schädelhöhle.

Frage:	Antwort:
68. Wovon wird die Bauchhöhle begrenzt?	Nach oben bildet das Zwerchfell die Grenze gegen die Brusthöhle, nach unten setzt sich die Bauchhöhle in die Beckenhöhle (großes und kleines Becken) fort; die hintere Wand bilden die Wirbelsäule und Weichteile (die Lenden); die vorderen (Bauchdecken) und die seitlichen (Weichen) Wandungen werden nur von Weichteilen gebildet.
69. Wie hoch reicht die Bauchhöhle hinauf?	Infolge der kuppelförmigen Gestalt des Zwerchfells reicht sie beträchtlich in den Brustkorb hinein, so daß einige Organe der Bauchhöhle (Leber, Magen, Milz, Nieren) noch zum Teil hinter den Rippen liegen.
70. Wo befindet sich das Bauchfell?	Es kleidet nicht nur die Höhlenwandung aus, sondern schlägt sich auch auf die Baucheingeweide über und bedeckt diese zum größten Teil.
71. Was durchdringt ein in den Leib gestoßenes Messer?	Die Spitze durchbohrt die äußere Haut, das Unterhautzellgewebe, die straffe Bindegewebsschicht (Fascie), die Bauchmuskeln, das Bauchfell und dringt nun durch das Netz in das daliegende Organ ein, z. B. beim Darm in dessen Bauchfellüberzug, dann durch die Muskelschicht und dann durch die Schleimhaut ins Darminnere und in den dort befindlichen kotigen Inhalt.
72. Was bildet den Inhalt der Bauchhöhle (Baucheingeweide)?	Die Verdauungswerkzeuge: Magen und der 6—10 m lange Darm, Leber und Bauchspeicheldrüse, sodann die Harnwerkzeuge: Nieren, Harnleiter, Harnblase und die zur Blutbildung dienende Milz.
73. Wo liegt der Blinddarm?	Der Blinddarm mit dem wurmförmigen Fortsatz liegt auf der rechten Seite dicht über der Leistengegend.
74. Was hat der wurmförmige Fortsatz für einen Zweck für den Menschen?	Er hat nach unseren heutigen Kenntnissen keinen Zweck, sondern ist ein in der Entwicklung zurückgebliebener Darmabschnitt.
75. Wie ist der Darm im Bauch befestigt? Zeigen Sie die Baucheingeweide auf dem Bilde, Schwester!	Durch das Gekröse an der Hinterwand der Bauchhöhle.

Die 3 großen Körperhöhlen und ihr Inhalt.

Frage:	Antwort:
76. Womit ist die Brusthöhle ausgekleidet? (Vgl. A 36.)	Mit dem Brustfell, das als Lungenfell die Lungen und als Rippenfell die Innenwand des Brustkorbs überzieht.
77. Was bildet den Inhalt der Brusthöhle (Brusteingeweide)?	Lungen und Herz mit einem Teil der Luftröhre und der großen Gefäße; ferner treten Speiseröhre und Milchbrustgang hindurch.
78. Als was sind die Lungen aufzufassen?	Als Verzweigungen und Verästelungen der Luftröhre in Bronchien, an deren kleinsten Ästen die Lungenbläschen aufsitzen.
79. Was für ein Gebilde entsteht so?	Ein schwammartiges Gebilde.
80. Wieviel Teile unterscheiden wir an den Lungen?	Zwei Lungenflügel oder kurz Lungen genannt. Die rechte Lunge zerfällt in 3, die linke in 2 Lappen.
81. Wo und wie liegt das Herz?	Das Herz liegt, umschlossen vom Herzbeutel, schräg von hinten oben nach vorn unten, so daß es mit der Spitze der vorderen Brustwand hinter der 5. Rippe, dicht einwärts von der linken Brustwarzenlinie, anliegt.
82. Was ist das Herz?	Es ist ein faustgroßer Hohlmuskel, dessen Hohlraum durch eine senkrechte und eine wagerechte Wand in vier Räume, 2 Kammern und 2 Vorkammern, getrennt wird. In der Wand zwischen Kammer und Vorkammer befindet sich je eine selbsttätig schließende Herzklappe, die das Zurückströmen des Blutes verhindert; ebenso befindet sich je eine Klappe im Anfangsteil der von den Kammern ausgehenden 2 großen Gefäßstämme.
83. Welche Bedeutung hat das Herz für den Körper?	Es wirkt als Druck- und Saugpumpe für den Blutumlauf (vgl. A 120, 121, Seite 15).
84. Was befindet sich in der **Schädelhöhle**?	Großhirn und Kleinhirn, das sich durch das große Hinterhauptsloch hindurch in das im Wirbelkanal befindliche Rückenmark fortsetzt.
85. Wovon sind Gehirn und Rückenmark umschlossen? (Vergl. A 32, Seite 4.)	Von den Hirn- und Rückenmarkshäuten.

4. Nervensystem und Sinneswerkzeuge.

Frage:	Antwort:
86. Welche Bedeutung hat das Gehirn?	Es ist der Sitz der Empfindung, des Denkens und des Wollens, überhaupt der geistigen Fähigkeiten des Menschen.
87. Welche Bedeutung hat das Rückenmark?	Abgesehen von eigenen „Zentren" vermittelt es die Verbindung sämtlicher Nerven des Rumpfes und der Gliedmaßen mit dem Gehirn.
88. Welche Bedeutung haben die Nerven?	Die einen leiten die äußeren Eindrücke zum Gehirn und heißen Empfindungsnerven, die anderen, die Bewegungsnerven, vermitteln die Willensäußerungen vom Gehirn zu den Bewegungswerkzeugen, den Muskeln.
89. Womit kann man die den Nerven zufallende Tätigkeit vergleichen?	Mit der Tätigkeit der Telegraphendrähte.
90. Was sind Sinneswerkzeuge?	Organe, welche äußere Eindrücke aufnehmen und auf die Empfindungsnerven übertragen, die sie dann zum Gehirn hinleiten.
91. Wie heißen die fünf Sinne?	Gefühl, Geschmack, Geruch, Gehör, Gesicht.
92. Wo ist der Sitz des Gefühls?	Hauptsächlich in der Lederhaut und so über die ganze Körperoberfläche verbreitet, befinden sich fein verästelte Enden der Empfindungsnerven, die jeden äußeren Reiz (Berührung, Kälte, Wärme) aufnehmen und zum Gehirn leiten; besonders fein ist das Gefühl an den Fingerbeeren.
93. Wo ist der Sitz des Geschmacks?	In den Geschmackswärzchen des Zungenrückens.
94. Wann schmecken wir jedoch die Stoffe nur?	Wenn sie in der Mundflüssigkeit, die die Wärzchen umspült, gelöst sind.
95. Wo ist der Sitz des Geruchs?	In der Nase. Die Geruchsnerven treten aus dem Gehirn durch das Siebbein in die Nasenhöhlen, wo ihre Enden in der Schleimhaut sich verbreiten. Sie werden gereizt durch Stoffe, die mit der Luft beim Einatmen an der Nasenschleimhaut vorbeigeführt werden.
96. Welche Teile unterscheiden wir beim Gehörorgan?	Das äußere, das mittlere Ohr oder die Paukenhöhle und das innere Ohr oder Labyrinth.

Nervensystem und Sinneswerkzeuge.

Frage:	Antwort:
97. Welchen Weg gehen die Schallwellen, bis sie zum Bewußtsein kommen?	Die Schalleindrücke werden von der Ohrmuschel gesammelt und in den äußeren Gehörgang geworfen, an dessen Ende vom Trommelfell die Grenze zwischen äußerem und mittlerem Ohr gebildet wird. Das Trommelfell gerät durch den Schall in Schwingungen, die sich durch den in ihm eingewebten Griff des Hammers auf die übrigen Gehörknöchelchen, Ambos und Steigbügel, fortsetzen. Diese Schwingungen werden durch das im Boden des Steigbügels ausgespannte Häutchen, das gleichzeitig das mittlere vom inneren Ohr trennt (ovales Fensterchen), auf das im inneren Ohr vorhandene Gehörwasser übertragen. Die Wellenbewegung des Gehörwassers geht durch den Vorhof (die Bogengänge dienen nicht mit zum Hören) zu dem in der Schnecke ausgebreiteten Gehörnerv und übt einen Reiz auf ihn aus, der vom Nerven zum Gehirn geleitet, dort zum Bewußtsein kommt. Der ganze Vorgang ist zum „Hören" notwendig.
98. Was ist die Ohrtrompete?	Ein Kanal, auch Eustachische Röhre genannt, durch den die Paukenhöhle mit Rachen und Mundhöhle in Verbindung steht.
99. Welchen Zweck hat sie?	Sie verhindert die einseitige Einwirkung zu lauten Schalles auf das Trommelfell. Erhöht wird ihre Bedeutung durch Öffnen des Mundes (z. B. wird bei Kanonenschüssen so das Platzen des Trommelfelles vermieden).
100. Andrerseits bieten die Ohrtrompeten welche Gefahr?	Bei Erkrankungen des Rachens, z. B. bei Scharlach, Influenza, Diphtherie, Mandelentzündung können Krankheitsstoffe vom Rachen ins mittlere Ohr gelangen und dort zu Entzündung und Eiterung führen.
101. Aus welchen Teilen besteht das Auge?	Aus dem Augapfel und dessen Hilfs- und Schutzeinrichtungen.
102. Wo befindet sich der Augapfel?	In der mit Fett stark ausgepolsterten Augenhöhle.
103. Woraus besteht er?	Aus mehreren Häuten und Flüssigkeiten, und zwar ist der gallertartige Glaskörper von 3 Häuten, der Netzhaut, der Aderhaut und der äußeren, weißen Haut so umspannt, daß der Augapfel eine kugelförmige Gestalt erhält. In einer Vertiefung der vorderen Glaskörper-

Frage:	Antwort:
	fläche liegt die Kristallinse, die vorn und hinten gewölbt, vollständig farblos und durchsichtig ist. Der Raum zwischen Linse und der uhrglasförmig in die weiße Haut eingesetzten, durchsichtigen Hornhaut wird durch die Regenbogenhaut (Iris) in die vordere und hintere Augenkammer geteilt, die mit einer klaren farblosen Flüssigkeit (Kammerwasser) angefüllt sind. Die Iris hat die Gestalt einer kreisförmigen Scheibe, die in der Mitte ein Loch hat, das Sehloch (Pupille). Durch Zusammenziehen und Ausdehnen der Iris wird die Pupille größer oder enger.
104. Was meint man, wenn man sagt, die Pupille reagiert prompt auf Lichteinfall?	Die Pupille wird bei plötzlicher Einwirkung von Licht rasch enger.
105. Wie kommt das Sehen zustande?	Die durch die Hornhaut, vordere Augenkammer und Pupille durchgehenden Lichtstrahlen werden durch die Wirkung der Kristallinse auf der Netzhaut zu einem Bild vereinigt, das durch den Sehnerv im Gehirn zum Bewußtsein gebracht wird.
106. Worauf beruht Kurzsichtigkeit u. Weitsichtigkeit?	Beim Kurzsichtigen ist die Gestalt des Augapfels in der wagerechten Achse zu lang, so daß sich die das Auge treffenden Strahlen schon vor der Netzhaut vereinigen. Eine Zerstreuungslinse (Bikonkavglas) korrigiert diesen Fehler. Beim Weitsichtigen ist umgekehrt der Augapfel in der Richtung der einfallenden Lichtstrahlen zu kurz (Brille mit Konvexgläsern).
107. Was für Hilfs- und Schutzeinrichtungen hat das Auge?	Die Augenmuskeln, die den Augapfel nach allen Richtungen hin bewegen. Sind sie gestört, so tritt Schielen ein. Die Augenbrauen sollen das Auge beschatten, vor Staub schützen und herabfallenden Schweiß nach außen ableiten. Die Augenlider halten blendendes Licht vom Auge ab und schützen mit den Wimpern zusammen die Augen vor dem Eindringen von Insekten und Staub. Ferner sorgen sie auch durch den Lidschlag für die Verteilung der Tränenflüssigkeit und dadurch für dauernde Befeuchtung der vor-

Verdauung.

Frage:	Antwort:
	deren Augapfelfläche und für Entfernung etwaiger Fremdkörper. Die **Tränenflüssigkeit** stammt aus den im äußeren oberen Augenhöhlenwinkel befindlichen Tränendrüsen und wird nach Benetzung des Augapfels durch die Tränenpunkte am inneren Augenwinkel in den Tränensack gepreßt, aus dem sie durch den Tränennasenkanal in die Nase abfließt. (Notwendigkeit häufigen Schneuzens beim Weinen!)

II. Verrichtungen des Körpers.

| 108. Welche Vorgänge im Körper bedingen sein Leben? (Vgl. E 1—8, Seite 39.) | Die durch Arbeit verbrauchten Teile des Körpers müssen immer wieder ergänzt werden. Die zur Ergänzung nötigen Stoffe werden ihm durch die Atmung und die Ernährung zugeführt. Die Körpergewebe entnehmen sie dem ihnen zugeführten Blut. Der Vorgang der Aufnahme, der Umwandlung dieser Nährstoffe und der Abgabe der verbrauchten heißt **Stoffwechsel**. |

1. Verdauung.

109. Welchen Weg geht die aufgenommene Nahrung?	Die von den Zähnen mit Hilfe der Zunge zerkleinerten Speisen werden im Munde mit dem Speichel durchfeuchtet und schlüpfrig gemacht.
110. Woher kommt der Speichel?	Aus den Unterzungen-, Unterkiefer-, Ohrspeicheldrüsen.
111. Welcher Akt folgt auf das Kauen?	Der Schluckakt. Dabei wird unwillkürlich die Nase durch die hochgezogenen Gaumenbögen, der Kehlkopf durch den Kehldeckel abgeschlossen. Bei Gaumenlähmung (nach Diphtherie) kommen Getränke durch die Nase zurück, bei Benommenen oder durch Unachtsamkeit kann die Speise in die „falsche Kehle", d. i. in den Kehlkopf, gelangen.
112. Durch die Speiseröhre gelangen die Speisen wohin?	In den Magen, wo sie mit dem salzsäurehaltigen Magensaft gemischt und durchknetet werden. Durch den Pförtner verlassen sie den Magen als Speisebrei. Im nun folgenden

Frage:	Antwort:
	Zwölffingerdarm mischen sich dem Speisebrei die aus der Leber stammende Galle und der Bauchspeichel bei. Der Brei gelangt durch Leerdarm und Krummdarm in den Blinddarm, den Anfangsteil des Dickdarmes. Nun wird durch Entziehung der Flüssigkeit der Kot gebildet, der durch den aufsteigenden, querverlaufenden und absteigenden Teil des Grimmdarms, den S förmigen Teil und den Mastdarm hindurch geformt den After verläßt.
113. Wie entledigt sich der Körper der für ihn unbrauchbaren Stoffe?	Entweder im Kot oder sie werden durch das Blut den Nieren zugeführt, mit dem Urin durch die Harnleiter in die Blase und von da durch die Harnröhre nach außen entleert. Ein Teil wird bei der Hautatmung ausgeschieden.

2. Atmung.

114. Welche Organe gehören zur **Atmung**?	Nase, Rachen, Kehlkopf, Luftröhre und Lungen.
115. Wie ist der Vorgang der Atmung?	Bei der Einatmung, d. h. bei der Ausdehnung des Brustkorbes, strömt frische, sauerstoffhaltige Luft in die Lungen. Nun ist die Wand der Lungenbläschen und der feinsten Bronchien so dünn, daß durch sie zwischen der im freien Raum der Bronchien befindlichen Luft und den in der Wand der Lungenbläschen verlaufenden Blutgefäßen ein direkter Gasaustausch stattfinden kann. Der Sauerstoff der frischen Luft geht an die roten Blutkörperchen und gibt so dem Blut eine frische hellrote Farbe, während die Kohlensäure aus dem Blut durch die dünne Wand der Gefäße und der Lungenbläschen an die Ausatmungsluft abgegeben wird.
116. Welche Gefahr bietet das Atmen durch den Mund?	Mangel an Vorwärmung der eingeatmeten Luft, Einatmen von Staub in die Atmungswege, was Anlaß zu Katarrhen geben kann.
117. Wie kommt die **Stimme** zustande?	Im Kehlkopf werden bei der Ausatmung die Stimmbänder durch die vorbeiströmende Luft in Schwingungen versetzt.
118. Wann ist der Ton hoch?	Wenn die Stimmbänder straff gespannt sind.

Frage:	Antwort:
119. Wann ist erst die **Sprache** möglich?	Bei Mitwirkung von Zunge, Gaumen, Zähnen und Lippen.

3. Blutkreislauf.

120. Welchen Weg geht das Blut beim Blutkreislauf? (Vgl. A 82, 83, Seite 9.)	Von der linken Herzkammer strömt es durch die Hauptkörperschlagader (Aorta) und deren Äste in die entlegensten Teile des Körpers, wird durch die Haargefäße (Kapillaren) den kleinsten Blutadern zugeführt, die sich zu größeren vereinigen und schließlich als 2 Hohlblutadern in die rechte Vorkammer münden; von hier gelangt das Blut durch die Herzklappe in die rechte Kammer. Damit ist der große Körperkreislauf beendet und es beginnt der Lungenkreislauf. Das Blut strömt aus der rechten Herzkammer durch die Lungenschlagader in beide Lungen, verteilt sich in die Haargefäße, wo es durch Sauerstoffaufnahme und Kohlensäureabgabe gereinigt wird und kommt nunmehr hellrot durch die Lungenblutader nach der linken Vorkammer und von da wieder nach der linken Herzkammer.
121. Wodurch wird der Blutumlauf bewirkt?	Durch die beständig abwechselnde Zusammenziehung und Erweiterung des Herzens (Puls: F. 12—15, Seite 45).

B. Allgemeine Lehre von den Erkrankungen

und ihren Erscheinungen, besonders Fieber und Puls; Ansteckung; Wundkrankheiten; Asepsis und Antiseptik.

1. Allgemeines über Krankheit.

1. Was sind die Merkmale der **Gesundheit**?	Beim gesunden Menschen gehen die Lebenserscheinungen in gleichmäßiger Weise vor sich; er hat das Gefühl des Wohlbefindens. Er ist im Besitz aller seiner Glieder, der seinem Alter entsprechenden Körperkräfte und der 5 Sinne. Er hat nach der Geburt ein Körpergewicht von 3—4 kg und auf der Höhe des Lebens etwa soviel kg, als seine Körper-

B. Allgemeine Lehre von den Erkrankungen.

Frage:	Antwort:
	länge in cm über 100 beträgt. Der Erwachsene atmet in der Minute durchschnittlich 16 mal, hat 72 Pulse und 36,8° C Körperwärme. Er trinkt und ißt mit Appetit eine angemessene Menge Nahrungsmittel, schläft nachts 6—8 Stunden, hat täglich 1—2 mal geformten Stuhl und entleert in 24 Stunden 1—1$^{1}/_{2}$ l klaren Harn.
2. Wann nennen wir einen Menschen krank?	Wenn er nicht das lebensfrische Aussehen des Gesunden darbietet, wenn Veränderungen im Zustand oder den Verrichtungen einzelner Organe nachzuweisen sind, wenn überhaupt die Lebenserscheinungen in irgend einer Weise gestört sind. Gewöhnlich fehlt beim Kranken das Gefühl des Wohlbefindens, der Lebenslust und Arbeitsfreude.
3. Wodurch entstehen Krankheiten?	Durch Verletzungen (G 61—82), Schädlichkeiten der Witterung, Vergiftung (H 79—89), unzweckmäßige Lebensweise und Eindringen lebender Krankheitskeime in den Körper (Infektion). (B 15—45; Kap. J, Seite 93.)
4. Nach welchen Grundsätzen pflegen wir die Krankheiten einzuteilen?	Nach den Organen, die erkrankt sind, z. B. Hautkrankheiten, Leberkrankheiten, Erkrankungen des Blutes; oder nach der Verlaufsdauer in akute und chronische (vgl. J 1, S. 93); ferner in äußere, meist durch äußere Gewalt entstandene und in innere Krankheiten, bei denen ein in den Körperhöhlen liegendes Organ erkrankt ist; einige auch nach der Entstehungsursache, z. B. Erkältungskrankheiten, Infektionskrankheiten.
5. Wovon hängen die Krankheitserscheinungen ab?	Davon, welches Organ in seinen Verrichtungen gestört ist.
6. Kann bei Erkrankung eines einzelnen Organs eine Störung des Allgemeinbefindens eintreten?	Ja! Und die Störung ist um so größer, je lebenswichtiger das erkrankte Organ ist (Nieren, Herz, Gehirn).
7. Was sind die Hauptkennzeichen der Entzündung?	Schmerz, Schwellung, Rötung und Hitze; die Hitze kann sich auf die Stelle der Entzündung beschränken oder den ganzen Körper in Mitleidenschaft ziehen.

Frage:	Antwort:
	2. Fieber und Puls.
8. Was ist Fieber?	Fieber ist keine selbständige Krankheit, sondern eine Begleiterscheinung vieler und verschiedenartiger Krankheiten. Es ist wahrscheinlich eine heilsame Abwehreinrichtung des Körpers gegen die eingedrungenen Krankheitsstoffe.
9. Wodurch ist Fieber gekennzeichnet? (Vgl. D 14, Seite 30; F 5—11, Seite 44.)	Durch erhöhte Körperwärme, erhöhte Pulszahl, beschleunigte Atmung und allgemeine Erscheinungen, wie Abgeschlagenheit, Appetitlosigkeit, Kopfschmerz, Gliederschmerz. Bei hohem Fieber finden wir Rötung des Gesichtes, Durstgefühl, bisweilen Schüttelfröste, oft Benommenheit und Irrereden, spärlichen, dunkelgefärbten („hochgestellten") Urin.
10. Was bedeutet der Puls? (Vgl. F 12 bis 15, Seite 45.)	Die Erweiterung der Schlagadern durch die Blutwelle, welche bei jeder Zusammenziehung der Herzkammern entsteht. Der Puls gibt also Auskunft über die Herztätigkeit.
11. Welche Umstände erhöhen die Herztätigkeit und damit auch die Pulsziffer?	Jede Bewegung, besonders Laufen und Treppensteigen, ferner Gemütsbewegungen, dann Herzgifte, wie starker Kaffee, Tee, alkoholische Getränke; stets auch das Fieber.
12. Wie hoch kann Temperatur und Puls beim Fieber steigen?	Die höchste Temperatur, bei der der Mensch am Leben bleiben kann, ist etwa 42,5° C; der Puls kann eine Beschleunigung bis zu 150 und 160 Schlägen erfahren, darüber hinaus ist er nicht mehr deutlich zu zählen.
13. Wie kann das Fieber abfallen?	Entweder plötzlich (**Krisis**) oder allmählich in mehreren Tagen (**Lysis**).
14. Welche Bedeutung kann der plötzliche Fieberabfall haben?	Er kann die Wendung zum Besseren anzeigen, dann tritt gewöhnlich Schweißausbruch und ruhiger und tiefer Schlaf ein; oder er bedeutet plötzlichen Kräfteverfall (**Kollaps**), dabei ist der Puls jedoch sehr schlecht.
	3. Ansteckung.
15. Was sind ansteckende Krankheiten?	Solche Krankheiten, die durch Eindringen von lebenden Krankheitskeimen in den Körper entstehen (Infektionskrankheiten).

B. Allgemeine Lehre von den Erkrankungen.

Frage:	Antwort:
16. Was gehört zu einer Ansteckung?	1. Lebende **Ansteckungskeime**. 2. **Ansteckungsquellen**, von denen aus die Ansteckungskeime verbreitet werden. 3. **Vermittler der Ansteckung**, die die Weiterverbreitung der Krankheit verschulden. 4. **Eintrittspforten**, durch die die Keime in den Körper gelangen. 5. Eine gewisse Disposition des Menschen für die Erkrankung.
17. Was sind Ansteckungskeime?	Kleinste Lebewesen, die man nicht mit bloßem Auge, sondern nur mit dem Mikroskop bei vielhundertfacher Vergrößerung sehen kann.
18. Zu welchem Naturreich gehören sie?	Sie gehören teils dem Tierreich, teils dem Pflanzenreich an.
19. In welche Familien gehören die den Pflanzen zugerechneten Keime?	Zu den Spaltpilzen (**Bakterien**).
20. Nach ihrer Gestalt unterscheiden wir welche Bakterien?	Die Kugelbakterien (**Kokken**) und die Stäbchenbakterien (**Bazillen**).
21. Kennen wir die Erreger aller ansteckenden Krankheiten?	Nein, nicht die von Masern, Scharlach, Pocken und der ägyptischen Augenkrankheit (Körnerkrankheit).
22. Was sind die hauptsächlichsten Ansteckungsquellen, d. h. wo befinden sich nun die Ansteckungskeime überhaupt?	Vorwiegend im Körper von Menschen und Tieren, die an ansteckenden Krankheiten erkrankt sind, sodann in deren Umgebung und an allem, was mit dem Kranken in Berührung gekommen ist.
23. Können die Keime auch außerhalb des Körpers am Leben bleiben?	Ja, besonders in feuchtem Zustande (im Flußwasser), einige auch in trockenem.
24. Bedingt schon das Eindringen von Krankheitskeimen in den Körper eine Erkrankung?	Es gehört dazu, daß die Keime einen für ihre Vermehrung geeigneten Nährboden und die für ihre giftige Wirkung günstige Empfänglichkeit (Disposition) vorfinden.
25. Wann ist der Körper als empfänglich anzusehen?	Wenn jemand seelisch oder körperlich sehr geschwächt ist; es gibt auch eine ererbte Disposition.
26. Können auch Menschen Ansteckungs-	Ja!

Frage:	Antwort:
keime in sich aufnehmen, ohne krank zu werden?	
27. Müssen dieseMenschen auch als Ansteckungsquelle gelten?	Ja! Sie bilden eine große Gefahr für Weiterverbreitung der ansteckenden Krankheiten.
28. Wie nennt man solche Menschen?	Bakterien- oder Bazillenträger.
29. Was ist nun am Kranken eigentlich ansteckend?	Alle Aus- und Abscheidungen des Kranken (vgl. J 114—125).
30. Durch wen und was können die Ansteckungskeime übertragen werden, d. h. wer **vermittelt die Ansteckung**?	Luft und Staub; Tiere, besonders Insekten; Nahrungsmittel; schließlich Kleidungsstücke und alles, was mit dem Kranken in Berührung gekommen ist.
31. Durch welche **Eintrittspforten** gelangen die Keime in den Körper?	Die Ansteckungsstoffe dringen ein durch alle natürlichen Öffnungen des Körpers, besonders bei der Atmung und bei der Nahrungsaufnahme, sowie durch Wunden.

4. Wundkrankheiten.

32. Auf welchem Wege gelangen die Ansteckungskeime in eine Wunde?	Aus der Umgebung der Wunde, also von der Haut aus, sodann können sie mit dem Gegenstand, der die Wunde verursacht und nachträglich durch Staub, Insekten, unreine Hände, Instrumente und Verbandstoffe in die Wunde gelangen.
33. Wenn Krankheitskeime in die Wunde gelangen, entsteht was?	Die Wundkrankheiten. Je nach Art der eindringenden Krankheitskeime: **entzündliche Eiterung, Zellgewebsentzündung (Phlegmone), Wundstarrkrampf, Wundrose, Milzbrand, Hundswut, Rotz, Maul- und Klauenseuche, Körnerkrankheit, Strahlenpilzkrankheit (Aktinomykose), Kindbettfieber.**
34. Was ist ein **Abszeß, ein Empyem**?	Ein Eiterherd in der Tiefe, der durch eine Fistel nach außen durchbrechen kann; ein Empyem ist eine Eiteransammlung in einer Körperhöhle.
35. Wohin kann **Zellgewebsentzündung** u.	Zu Lymphgefäß- und Lymphdrüsenentzündung; gelangen die Keime oder ihre Gifte

2*

Frage:	Antwort:
entzündliche Eiterung führen?	ins Blut, so entsteht **Blutvergiftung (Pyämie, Sepsis),** die sehr häufig zum Tode führt.
36. Woran erkennt die Pflegerin **Lymphgefäß-** und **Lymphdrüsenentzündung?**	An den roten Streifen in der Haut und den schmerzhaften, angeschwollenen Drüsen (zumeist in der Achselhöhle oder Leistenbeuge).
37. Woran erkennen wir meist zuerst das Eintreten einer Infektion?	An dem sie begleitenden Fieber.
38. Wo befinden sich häufig die Erreger des **Wundstarrkrampfes?**	In Gartenerde und Splittern von Gartenzaun usw.
39. Wie beginnt Wundstarrkrampf?	Mit Kieferklemme und Nackensteifigkeit, bis der ganze Körper im Starrkrampf liegt.
40. Wie wird die Krankheit bekämpft?	Durch (vorbeugende) Einspritzung von Serum, dem Tetanusantitoxin.
41. Wie sieht **Wundrose (Erysipel)** aus? (Vgl. J 85—88, Seite 102.)	Rötung und schmerzhafte, entzündliche Schwellung der Haut, die von der Wunde ausgehend wandert und so überall an der Körperoberfläche hingelangen kann. Die befallenen Stellen können einschmelzen und so kann es zu Abszessen kommen.
42. Durch was wird **Milzbrand** häufig übertragen?	Durch Felle, Lumpen, Hadern.
43. Was hat die Pflegerin bei Biß eines tollwutverdächtigen Hundes sofort zu veranlassen?	Durch Vermittlung des Arztes, sonst selbständig muß die Überführung in ein Pasteursches Institut[1]) veranlaßt werden.
44. Wodurch entsteht **Kindbettfieber?**	Durch Eindringen von Krankheitskeimen in die Geburtsorgane infolge von Mangel an Reinlichkeit während der Geburt oder bei der Wochenpflege (vgl. N 3—6, Seite 122).
45. Hängt die Schwere der Ansteckung mit der Größe der Wunde zusammen?	Nein! Auch kaum sichtbare Hautverletzungen, z. B. Nadelstiche, können Eingangspforten für die schwersten Erkrankungen und zur Todesursache werden.

---

[1]) In Berlin: Institut für Infektionskrankheiten; in Breslau: Hygienisches Universitätsinstitut.

Frage:	Antwort:

5. Asepsis und Antiseptik.

46. Was versteht man unter aseptischer Wundbehandlung?	Das Erhalten des fäulnisfreien Zustandes einer Wunde.
47. Was bezweckt die antiseptische Wundbehandlung?	Die Vernichtung der Ansteckungsstoffe durch fäulniswidrige (antiseptische) Mittel.
48. Wie werden die antiseptischen Mittel angewandt?	Da sie stark giftig sind, können sie nur in Verdünnungen angewandt werden; sie werden nach gründlicher Säuberung der Wunde, ihrer Umgebung und von allem, was mit der Wunde in Berührung kommt, in Pulverform, als Spülflüssigkeit oder im antiseptischen — feuchten oder trockenen — Verband auf die Wunde gebracht.
49. Welche Art der Wundbehandlung ist die moderne?	Die aseptische. Wir streben danach, alle Wunden keimfrei zu erhalten, indem wir mit der Wunde nur das in Berührung bringen, was durch Hitze keimfrei gemacht (sterilisiert) ist.
50. Wann nur tritt die Antiseptik ein?	Wenn die Hitze nicht anwendbar ist (Hände des Pflegers, Haut des Kranken).
51. Was versteht man unter Wunddesinfektion?	Das Unschädlichmachen der Ansteckungsstoffe in bereits infizierten Wunden (Wunddesinfektionsmittel vgl. Seite 69).
52. Wann nur haben beide Verfahren, besonders das aseptische, Aussicht auf Erfolg?	**Wenn alle Vorschriften mit der peinlichsten Sorgfalt und Gewissenhaftigkeit durchgeführt werden.**

C. Einrichtungen in Krankenräumen:

den Anforderungen der Gesundheitslehre entsprechende Herrichtung und Ausstattung des Krankenzimmers, Lüftung, Beleuchtung, Heizung, Wasserversorgung, Beseitigung der Abgänge.

1. Krankenräume.

1. Nach welchen Anordnungen (Systemen) baut man Krankenhäuser?	Es gibt das **Korridorsystem**, bei dem Licht und Luft unmittelbar nur von einer Seite in die Krankenräume eindringt und das **Pavillonsystem**, bei dem dies von 2 gegenüberliegenden Seiten geschieht. Die einfachsten

Frage:	Antwort:
	einstöckigen Bauten im Pavillonsystem mit Dachfirstlüftung heißen **Baracken**. Diese sind unter Umständen transportabel.
2. Warum richtet man Tage- und Eßräume ein?	Sie sind für die Rekonvaleszenten, damit die Schwerkranken Ruhe haben und damit die Luft im Krankenraum möglichst wenig verschlechtert wird.
3. Was sind Liegehallen?	Offene, aber überdachte Anbauten an Krankenräume, in denen geeignete Kranke in freier Luft liegen können.
4. Wie soll tunlichst ein **Krankenzimmer** ausgewählt sein?	Das Krankenzimmer soll ein heller, trockener, geräumiger Raum sein, tunlichst nach Süden gelegen, leicht heizbar und leicht zu lüften. Die Wände sollen womöglich nicht tapeziert sein, weil Tapeten sich schlecht desinfizieren lassen.
5. Wie berechnet man die Größe eines Raumes?	Länge mal Breite mal Höhe ergibt den Kubikinhalt.
6. Wieviel Luftraum rechnet man auf einen Kranken?	35 cbm.

2. Ausstattung des Krankenzimmers.

7. Was gehört zur Ausstattung eines Krankenzimmers?	Das Krankenbett, möglichst eine zweite Lagerstätte zum Umbetten, Nachttisch mit Speiglas, Klingel und dem in einem besonderen Fach untergebrachten Harnglas, ein Tisch mit Wasserflasche und Trinkgläsern, Leuchter, Feuerzeug, Schreibzeug und Papier, Luftthermometer, Waschgelegenheit und Eimer, mehrere Stühle.
8. Was ist im Nebenzimmer unterzubringen?	Reine Wäsche, Unterlagen, Verbandstoffe, Steckbecken, Nachtstuhl.
9. Wo werden die Arzneimittel und Instrumente aufbewahrt?	Arzneien sollen niemals dem Kranken ausgehändigt oder hingestellt werden; sie sind mit dem Fieberthermometer und den Instrumenten in verschließbaren Schränken aufzubewahren.
10. Was gehört nicht ins Krankenzimmer?	Alle überflüssigen Gegenstände sollen fernbleiben bezw. entfernt werden, vor allem Teppiche, Nippes, Portièren; an den Fenstern

Frage:	Antwort:
	sollen womöglich nur waschbare Vorhänge sein.
11. Wie sind die Krankenbettstellen zu wählen?	Metallbettstellen, möglichst hoch; Drahtfedermatratze mit verstellbarem Kopfteil, über der ein leinener Matratzenschoner liegt; 2- oder 3-teilige Leibmatratze und Keilkissen aus Roßhaar. Darüber kommt das Bettlaken; Kopfkissen; zum Zudecken die in einen Leinenüberzug eingezogene wollene Decke.
12. Was für Betten sind für Kranke nicht zu empfehlen?	Federbetten, weil sie den Körper erhitzen, beim Zurechtmachen Staub verursachen und schwer zu reinigen sind.
13. Wie soll das Bettlaken liegen?	Nicht zu straff, aber glatt und ohne Falten, die glatte Seite ohne Nähte nach oben. (Brotkrümel!)
14. Was für Unterlagen hat man? (Vgl. D 42—45, Seite 33.)	Unterlagen aus wasserdichtem Stoff (Billroth, Mosetigbattist) oder Gummi, auf die aber noch eine leinene Unterlage kommen muß. Als weiche Unterlagen dienen Waldwoll- oder Zellstoffkissen, Barchent, kleine Steppdecken oder Felle.
15. Was für Hilfsgegenstände fürs Bett haben wir?	**Genickrollen** und **Fußrollen** aus einem in ein Handtuch eingewickelten weichen Tuch oder Kissen; **Krankenselbstheber** aus hölzerner Handhabe und einer Leine, die am Fußende des Bettes befestigt ist; stellbare **Kopf- und Rückenlehne**, die man auch durch einen umgekehrten Stuhl ersetzen kann und **Bettfahrer**, das sind Gestelle, die unter das Bett geschoben werden, wenn es keine Räder hat.
16. Wie soll das Bett aufgestellt sein?	Möglichst von allen Seiten zugänglich, sonst durch eine Decke gegen kalte Wände geschützt.
17. Wie wird das Krankenzimmer täglich gereinigt? (Vgl. D 10, Seite 29.)	Der Fußboden wird frühmorgens feucht aufgewischt (Ecken!), von den Möbeln der Staub feucht abgewischt, die Spucknapffüllung erneuert, die Ausleerungen des Kranken von der Nacht beseitigt; gelüftet.
18. Was darf nicht im Zimmer bleiben?	Feuchte Wischtücher, unreine Wäsche, gebrauchte Verbandstücke.

3. Lüftung.

19. Wie wird das Krankenzimmer mit guter Luft versorgt?	Es wird zunächst alles vermieden, was die Luft verschlechtert, besonders das Aufbewahren unreiner Kleidung, schmutziger

Frage:	Antwort:
	Wäsche, Ansammlung von Schmutz. Nur bei größter Sauberkeit hat die folgende Lüftung Zweck.
20. Wie kann gelüftet werden?	Durch Öffnen der Fenster des Krankenzimmers, wenn der Kranke gut zugedeckt oder durch Vorstellen eines Bettschirmes vor Zugluft geschützt ist (unter Umständen nur durch Öffnen der oberen Fensterflügel oder durch Lüftung hinter geschlossenen Vorhängen), oder aber durch Lüftung vom Nebenzimmer aus.
21. Ist Lüften bei Nacht schädlich?	Nur im Nebel und in sumpfigen Gegenden.
22. Was für Anlagen zur künstlichen Ventilation gibt es?	Zu empfehlen sind **Klappscheiben** und **Lüftungskanäle**; **Lufträder** dagegen sind schädlich, da sie keine frische Luft zuführen, sondern die Zufuhr vermindern.
23. Wo befindet sich bei Lüftungskanälen die Öffnung für Eintritt der frischen Luft?	In der Nähe des Fußbodens; im Sommer kann man sie deshalb durch Öffnen der Ofentüren ersetzen.
24. Wie erreicht man im Sommer kühle Räume?	Durch Aufhängen feuchter Tücher in offenen Fenstern oder Aufstellen von Eis auf Strohrosten.

4. Beleuchtung.

25. Welche Bedeutung hat das Licht für Tiere und Pflanzen?	Es ist geradezu Lebensquelle.
26. Wie ist's beim Menschen?	Auf den Menschen äußert es seine wohltuende Wirkung durch Heben der Stimmung und Erhöhung des Stoffwechsels.
27. Wie wirkt es auf gewisse krankmachende Bakterien?	Es zerstört die krankmachenden Bakterien, besonders Tuberkel-, Diphtherie-, Cholerabazillen.
28. Nach welcher Himmelsrichtung sollen die **Zimmerfenster** möglichst gelegen sein?	Nach Süden.
29. Wie ist die Zimmerwärme auf der Südseite im Sommer und im Winter?	Im Sommer kühler als auf der Ost- und Westseite, weil die hochstehende Mittagssonne wenig Strahlen ins Zimmer schicken kann, und im Winter wärmer, weil die in

Frage:	Antwort:
	stumpfem Winkel einfallenden Mittagsstrahlen durch die Südfenster in großer Menge eindringen.
30. Wann soll ein Krankenzimmer nur verdunkelt werden?	Nur bei Augenkranken (Masern!) und wenn allzu grelles Licht die Kranken belästigt. Das Licht soll jedoch nie das Angesicht des Kranken direkt treffen.
31. Wie nimmt man die Abblendung des künstlichen Lichtes vor?	Durch Verhängen mit Tuch-, Papp- oder Papierstückchen, durch Vordrehen des etwa vorhandenen Lampenschirmes oder Einsetzen der Lampen in Kisten mit Ausschnitt für den Zylinder und Tür.
32. Darf man eine Petroleumlampe klein brennen lassen?	Nein, weil durch die Produkte unvollständiger Verbrennung Gesundheitsstörungen, wie Kopfschmerz, Übelkeit usw. entstehen.
33. Wie kann man jede Lichtquelle andrerseits verstärken?	Durch Anbringen von Blendschirmen (Reflektoren), wie bei gewöhnlichen Küchenlampen.
34. Was für künstliche Beleuchtung gibt es zurzeit?	Elektrisches, Gas-, Acetylen-, Petroleumlicht und die kleinen Öllampen.
35. Welche Vorteile bieten die einzelnen Lichtarten für Krankenhäuser?	Das elektrische Glühlicht gibt gutes gleichmäßiges Licht und liefert keine Verbrennungsgase. Der Nachteil ist der teure Preis. Deshalb wird meist Gaslicht verwendet; in Form von Gasglühlicht ist die Lichtquelle heller und dadurch der Verbrauch an Gas sparsamer. Acetylenbeleuchtung ist für einzeln liegende Häuser in Orten, wo Gaslicht fehlt, zu empfehlen. Petroleum ist das billigste, aber auch schlechteste Licht.
36. Wie handelt man, wenn es in einem Zimmer nach Gas riecht?	Man löscht zunächst jedes Licht aus, öffnet mit zugehaltener Nase Fenster und Türen; erst wenn alles eingedrungene Gas entwichen ist, darf man die undichte Stelle der Leitung durch Ableuchten mit dem Streichholz aufsuchen.

5. Heizung.

37. Wie hoch soll die Temperatur im Krankenzimmer sein?	Am Tage 19° C; nachts genügt weniger.

C. Einrichtungen in Krankenräumen.

Frage:

38. Wie können die Räume mit Wärme versorgt werden?

Antwort:

Durch Heizung in eisernen Öfen, Kachelöfen, Regulieröfen mit Mantel, Gasöfen oder durch Zentralheizung und zwar Wasserheizung, Dampfheizung, Heißlufttheizung.

39. Welche Art der Heizung ist nicht zu empfehlen?

Die mit gewöhnlichen eisernen Öfen, da diese zu trockene Hitze ausstrahlen, der auf den Öfen liegende Staub durch Verbrennen üble Gerüche erzeugt und das Zimmer nach Verlöschen des Feuers zu schnell abkühlt.

40. Wie steht es mit Kachelöfen u. Dauerbrandöfen?

Kachelöfen (Berliner Öfen) geben gute gleichmäßige Wärme, sind aber nicht regulierbar. Dies ist der Fall bei Regulieröfen mit Mantel oder amerikanischen Öfen (Dauerbrandöfen).

41. Wie mit **Zentralheizung**?

Von Zentralheizungen stellt die Warmwasserheizung eine vorzügliche Dauerheizung dar, die nicht leicht einfriert; aber die Heizkörper müssen sehr groß sein und nehmen viel Raum weg. Heißwasserheizung ruft Gefühl der Trockenheit hervor und friert leicht ein. Dampfheizung ist sehr beliebt, doch nicht genau regulierbar. Heißlufttheizung erfordert Kanäle in den Wänden und Heißluftkammern; sie ist sehr abhängig vom Wind und deshalb für sich allein nicht zuverlässig.

42. Was muß das Pflegepersonal bei Vorhandensein von Öfen beobachten?

Es ist rechtzeitig für ausreichendes Heizmaterial zu sorgen; das Pflegepersonal muß über die Bedienung des Ofens für den Notfall selbst unterrichtet sein. Beim Einschütten der Kohlen und Herausziehen der Asche darf weder Lärm noch Staub verursacht werden (Zudecken des Behälters mit nassen Tüchern). Ofenschirme sollen die strahlende Hitze von den Kranken abhalten.

43. Wann soll bei Zentralheizung das Heizungsventil kleingestellt werden?

Rechtzeitig, d. h. noch ehe die vorgeschriebene Zimmerwärme erreicht ist. Der richtige Zeitpunkt muß ausprobiert werden.

44. Wie wird dem Trockenwerden der Zimmerluft vorgebeugt?

Durch Aufstellen von Schalen mit Wasser in der Nähe der Wärmequellen.

6. Wasserversorgung.

Frage:	Antwort:
45. Wie werden in Städten die Wohnungen mit Wasser versorgt?	Durch Wasserleitungen, die entweder Quellwasser oder angestautes Regenwasser (Talsperren) oft von weither in die einzelnen Wohnungen führen.
46. Welche Garantie übernimmt dabei in gesundheitlicher Hinsicht die Stadtverwaltung?	Daß das Wasser nicht gesundheitsschädlich ist. (Filteranlagen.)
47. Welches Wasser ist dagegen als sehr verdächtig auf Gesundheitsschädlichkeit anzusehen?	Jedes Wasser, das aus Brunnen in der Nähe von Kirchhöfen, Abdeckereien, Flüssen oder Orten mit viel Menschenverkehr stammt.
48. Was muß mit solchem Wasser vor dem Gebrauche geschehen?	Es muß abgekocht (als Kaffee oder Tee getrunken) werden.
49. Wie kann abgekochtes Wasser zum Trinken wieder schmackhaft gemacht werden?	Durch starke Abkühlung (Wasserkrug auf Eis gestellt) oder Zusatz von Fruchtsäften.

7. Beseitigung der Abgänge.

50. Was für Systeme zur Beseitigung der Abgänge gibt es?	Senkgruben-, Tonnen- und Kanalsysteme.
51. Wie sind Senkgruben eingerichtet?	Es sind in den Erdboden gemauerte Gruben, über denen sich die Klosetts befinden.
52. Was sind Tonnen?	Holz- oder Eisengefäße zur Aufnahme des Kotes.
53. Was ist bei beiden Systemen nach der Benutzung geboten?	Nachschütten von Torfmoos, Sand oder Desinfektionsmitteln, wie Kalkmilch oder Chlorkalk, je nach Vorschrift. (24 Stunden lang muß das Desinfektionsmittel einwirken, ehe die Tonnen entleert werden dürfen.)
54. Wie gelangen die Abgänge in die Kanalisationsanlagen?	Durch Aborte mit Wasserspülung.

Frage:	Antwort:
55. Was hat mit den Abgängen von ansteckenden Kranken stets zu geschehen, ehe sie in die Klosetts gegossen werden?	Sie müssen vorher vorschriftsmäßig desinfiziert werden (vgl. J 114—122, Seite 106).
56. Für was hat das Pflegepersonal in den Aborten zu sorgen?	Für Lüftung und größte Sauberkeit. Jede Verunreinigung, besonders des Sitzbrettes, ist sofort zu beseitigen, bei ansteckenden Kranken mit Desinfektionsmitteln. Es sollen Spucknäpfe vorhanden und stets Papier vorrätig sein. Nach jeder Stuhlentleerung sollen sich sowohl die Kranken wie das Personal die Hände waschen!

D. Krankenwartung,

insbesondere Reinlichkeitspflege, Versorgung mit Wäsche, Lagerung und Umbetten des Kranken; Krankenbeförderung; Badepflege.

1. Allgemeines Verhalten des Pflegepersonals.

1. Was sind die wichtigsten Aufgaben der Krankenwartung?	Die Herstellung der erforderlichen Ruhe für den Kranken und die Aufrechterhaltung der peinlichsten Sauberkeit.
2. Wie verschafft man dem Kranken die nötige äußere und innere Ruhe?	Man schützt ihn nicht nur vor störenden Geräuschen, wie Türenknarren, lautem Türklingeln, Schlagen und Ticken der Uhren, Teller und Geschirrgeklapper, sondern auch vor Fliegen und Insekten (Gazeschleier, Moskitonetze!). Das Personal muß hartes und geräuschvolles Auftreten vermeiden (Gummiabsätze!).
3. Was ist zu beachten bei Hantierungen am Körper des Kranken?	Der in Betracht kommende Körperteil muß leicht zugänglich und gut beleuchtet sein. Die Pflegerin muß auf der Seite stehen, wo sich der anzufassende Körperteil befindet. Unnötiges Aufdecken muß ebenso, wie Zunahekommen mit dem Gesicht vermieden werden, weil es dem Kranken unangenehm und peinlich ist. Das Zufassen muß zart, aber sicher sein.

2. Das Halten von Gliedmaßen.

Frage:

4. Wie soll man Gliedmaßen anfassen?

5. Und wenn man doch von oben zugreifen muß?

6. Wie müssen die Arme unter Körperteile geschoben werden, die fest auf der Unterlage liegen?

7. Wie werden gebrochene oder schmerzende Glieder gehoben?

8. Wie erleichtert der Kranke das Anheben?

9. Wie soll das Niederlegen geschehen?

Antwort:

Stets mit Untergriff, weil der Griff von oben Druck erfordert und daher schmerzhaft ist.

So soll man weit herum greifen, so daß die Finger ringartig und nicht wie eine Zange fassen.

Die Gliedmaßen dürfen nicht verschoben werden, sondern die Arme des Pflegers müssen entweder von hohlliegenden Stellen aus oder unter Eindrücken der Unterlage bequem an die zum Anheben geeignete Stelle zu gelangen suchen.

Sie müssen stets oberhalb und unterhalb der verletzten Stelle gestützt werden, tunlichst im Bereich des nächsten — mitzustützenden — Gelenkes.

Wenn er jede Muskeltätigkeit unterläßt. Nur beim Transport durch einen Träger darf der Kranke seine Arme um den Hals des Trägers legen (vgl. D 52, Seite 34).

Ebenso ruhig und vorsichtig, wie das Aufheben und gleich an die richtige Stelle des Bettes (D 53—56, Seite 35).

3. Reinlichkeitspflege.

10. Auf was soll sich die Reinlichkeitspflege bei der Krankenwartung erstrecken? (Vgl. C 17, 18, Seite 23.)

11. Was ist Bedingung für die Sauberkeit der Pflegerin?

12. Wann sollen Schwerkranke gereinigt werden?

13. Auf was erstreckt sich die tägliche Reinigung des Kranken?

Auf Reinlichkeit der Räume und des Mobiliars (feuchtes Ab- und Aufwischen, sowie genügende Lüftung), ferner auf die peinlichste Sauberkeit der Pflegerin und Reinhaltung des Kranken.

Häufiges Baden und Wäschewechseln, gründliche Mundpflege und öfteres Waschen der Hände (Fingernägel!).

Nach jeder Beschmutzung, sonst regelmäßig wenigstens frühmorgens.

Auf Abwaschen des Gesichts, des Halses und der Hände, Ordnung des Haares und Sorge für Reinigung des Mundes durch Spülen und Zahnbürsten.

Frage:	Antwort:
14. Wenn bei Hochfiebernden die Lippen trocken sind und die Zunge dick belegt ist, hat was zu geschehen?	Die Lippen werden mit Glyzerin bestrichen, die Zunge mit einem Holzstäbchen abgeschabt. Der ganze Mund wird recht oft mit einem feuchten, um den Zeigefinger gewickelten Mulläppchen ausgewischt.
15. Wie wird eine gründliche Reinigung des ganzen Körpers eines Schwerkranken vorgenommen? (Vgl. F 137, Seite 59.)	Entweder im Vollbad oder durch Abwaschung im Bett, derart, daß ein Körperteil nach dem anderen gewaschen und mit groben, angewärmten Tüchern abgetrocknet wird, während der übrige Körper zugedeckt bleibt.
16. Bei lange liegenden und unbesinnlichen Kranken ist ganz besonders worauf zu achten? (Vgl. A 33—34, Seite 4.)	Daß kein Durchliegen (**Decubitus**) entsteht. Zu dem Zweck werden täglich die Körperteile, die beim Liegen gedrückt werden, d. i. Kreuzbeingegend, Schulterblätter, und beim Liegen auf der Seite: Rollhügelgegend, Schultern und Knöchel mit Spiritus oder Zitronensaft eingerieben, nach besonderer ärztlicher Verordnung auch mit Salbenverbänden versehen und stets Luftkissen usw. unter diese Gegenden geschoben (Fersenring!).
17. Wie sieht ein Decubitus aus?	Er beginnt mit Rötung der Haut an der Stelle des Druckes, die mehr oder weniger von Schmerzen begleitet ist. Tritt keine zweckmäßige Pflege ein, so bilden sich Hautabschilferungen oder Bläschen, die in Geschwüre übergehen. Der Decubitus kann zur Todesursache werden.
18. Wann entsteht Wundsein?	Durch Reiben sich berührender, besonders feuchter Hautfalten. Es muß für Trockenheit, Pudern und besonders Zwischenlegen von Watte oder Mull gesorgt werden.
19. Bei durchfälligen Kranken empfiehlt sich was?	Einfetten des Afters und seiner Umgebung nach jeweiliger Reinigung.
20. Für wen muß im Krankenzimmer stets Waschgelegenheit bereit sein?	Für den Arzt, und zwar eine Waschschüssel mit lauwarmem Wasser, Seife, Handbürste und frischwaschenes Handtuch, bei Pflege ansteckender Krankheiten auch eine Schüssel mit Desinfektionsflüssigkeit.

4. Versorgung mit Wäsche.

21. Womit sind die Kranken im Bett bekleidet?	Nur mit Hemd und Halstuch, Frauen noch mit Nachtjacke.

Frage:	Antwort:
22. Wie oft soll die Wäsche gewechselt werden?	Bei Schwerkranken nach jeder Verunreinigung, sonst 2—3 mal wöchentlich.
23. Wie wechselt man das Hemd eines Schwerkranken?	Man streift den Hemdensaum langsam unter Anhebung des Gesäßes nach der Lendenhöhlung und dann unter Anheben des Rückens in die Genickhöhlung, schließlich zieht man das Hemd unter Hochheben der Arme über den Kopf und entblößt nacheinander die Arme, einen verletzten stets zuletzt. Umgekehrt wird beim Anziehen des frischen (gewärmten!) Hemdes zuerst der kranke Arm angekleidet, und zwar faßt die Pflegerin durch den zusammengekrüllten Hemdsärmel hindurch die Fingerspitzen des Kranken und streift mit der anderen Hand den Ärmel nach der Schulter hin. Dann folgt ebenso das Anziehen des anderen Armes usw.
24. Hat die Pflegerin einen Gehilfen, so fällt ihm welche Aufgabe zu?	Das Halten eines verletzten Gliedes, sonst das Anheben des Kreuzes oder der Schulterblattwölbung.
25. Was für Hemden gibt man Kranken, die sich gar nicht bewegen und aufrichten sollen?	Hemden, die nach Art der Säuglingshemden hinten offen sind.

5. Lagerung.

26. Wie soll ein gutes Krankenlager beschaffen sein?	Vgl. C 11—16, Seite 23.
27. Was soll der Kranke auf dem Krankenlager nicht empfinden?	Der Kranke soll bequem liegen und keine Liegeschmerzen empfinden.
28. Wodurch entstehen Liegeschmerzen und das Gefühl des Zerschlagenseins?	Durch Ermüdung oder ungewöhnliche Anspannung der Muskeln, besonders an hohlliegenden Körperteilen.
29. Wie werden sie gelindert?	Durch Entspannung der Muskeln, was oft schon durch zweckmäßiges Unterschieben von Kissen oder Rollen unter hohlliegende Körperteile, wie Nacken, Lendenhöhlung,

D. Krankenwartung.

Frage:	Antwort:
	Kniekehlen, Fersen erreicht wird; manchmal ist eine Änderung der Lage, besonders Erhöhung des Oberkörpers nötig.
30. Was verwendet man zu solchen Unterpolsterungen?	Kissen oder Rollen von Roßhaar, Häcksel, Hirsespreu, luftgefüllte Gummihülsen, zusammengerollte Decken.
31. Wie lindert man bisweilen unbestimmte Schmerzen in den Schultern und der Brust? (Vgl. A 37, Seite 5.)	Durch Unterpolstern der Oberarme bis zu wagerechter Lage. Stets soll die Hand, ebenso wie im Armtragetuch, etwas höher liegen als der Ellenbogen, damit keine Stauung eintritt.
32. Beim Lagern des Armes darf man was nicht vergessen?	Den Handteller zu unterpolstern, beziehentlich ein ball- oder rollenartiges Polster in die Hand zu geben.
33. Wie lindert man Liegeschmerzen in den Füßen und Beinen?	Durch Fersenringe, seitliches Anlegen von Sandsäcken, Reifenbahre zum Schutz vor Bettdeckendruck.
34. Wie wird bei sitzender Stellung oder bei Lagerung mit stark erhöhtem Oberkörper das Herabgleiten nach dem Bettende vermieden?	Durch Unterlegen von Kissen unter die Oberschenkel nahe den Sitzbeinhöckern und durch Fußklötze.
35. Wie müssen heruntergeglittene Kranke wieder in die richtige Lage gebracht werden?	Nicht durch Ziehen an den Armen, sondern durch Hochheben mittelst Griff unter Rücken und Oberschenkel.
36. Bei welchen Kranken kann plötzliches Aufsitzen im Bett Ohnmacht und schwere Schädigungen zur Folge haben?	Bei Kranken, die große Blutverluste erlitten haben, oder Rekonvaleszenten nach Operationen, langdauernden, fieberhaften Erkrankungen, besonders des Leibes. Die Kranken müssen erst durch allmähliches Höherlagern des Oberkörpers, u. U. mit Herabhängen der Beine in erhöhter Querbettlage, daran gewöhnt werden (vgl. H 57—63, Seite 89).
37. Bei welcher Verrichtung der Kranken tritt ebenfalls leicht Ohnmacht ein?	Beim Stuhlgang; deshalb sollen Kranke, die den Nachtstuhl benützen oder den Unterschieber im Bett aufrecht sitzend, nie allein gelassen, sondern gestützt werden.
38. Wie können Kranke mit behinderter Atmung, z. B. bei Herz-	Wenn gleichzeitig die Beine über den Bettrand heraushängen (Rückenstütze, Fußpolster, Zudecken!).

Frage:	Antwort:
leiden, Bauchwassersucht, sich oft nur aufsetzen?	
39. Welche Lagerungsarten sollen nur auf ärztliche Anordnung zur Anwendung gebracht werden. (Vgl. G 80, 81, Seite 72.)	1. Ein Hochlagern der Beine, bei dem die Wade höher als der Bauchnabel zu liegen kommt. 2. Lagerung des Beines in doppelt geneigter Ebene; das Knie steht dabei nahezu rechtwinkelig. 3. Die steile Hochlagerung des gestreckten Beines; sie wird hergestellt mit Rückenlehne oder umgekehrtem Stuhl usw. 4. Schwebe- und Hängelager (Suspension) für ganze Gliedmaßen, in Schienen oder festen Verbänden, am galgenartigen Gerüste.
40. Wodurch äußern sich **Störungen des Blutkreislaufes** infolge Druckes oder Abschnürung des Verbandes?	Durch Schmerzen und Gebrauchsstörung, Kühle, Blaß- oder Blauwerden (je nach dem Grade der Abschnürung) der betreffenden Finger oder Zehen.
41. Was muß in diesem Falle geschehen?	Sofortige Meldung an den Arzt, unter Umständen selbständige Lockerung oder gar Abnahme des Verbandes.
42. Was sind **Kranzkissen**?	Ringförmige Roßhaarpolster.
43. Was sind **Luftringe**?	Gummihülsen, die durch ein Ventil aufgeblasen werden. (Gummigebläse, nicht mit dem Mund!).
44. Was sind **Wasserkissen**?	Viereckige, große Gummisäcke, fast so breit wie das Bett.
45. Wie weit werden Luftringe und Wasserkissen gefüllt?	Nicht prall, sondern nur soweit, daß von dem aufliegenden Körperteil der Boden des Kissens nicht berührt wird.

6. Umbetten.

46. Wie wird die **Auffrischung** des Krankenlagers vorgenommen?	Während der Kranke vom Gehilfen leicht angehoben wird, ordnet die Pflegerin schnell das Lager unter ihm.
47. Wie geschieht der **Lakenwechsel**?	Das alte Laken wird schon vorher bis an den Kranken herangerollt und das neue,

Frage:	Antwort:
	ebenfalls zur Hälfte längs gerollt, daneben gelegt. Leichtkranke legen sich an den Bettrand und dann auf die ausgebreitete Fläche des neuen Lakens, Schwerkranke müssen vom Gehilfen gehoben werden (Angehörige in der Privatpflege). Dem Ausbreiten des Lakens muß das Glatt- und Straffziehen folgen.
48. Welche Form des Bettwechsels ist die erwünschteste?	Wenn das neue Lager in einem Zimmer bereitsteht, in dem der Kranke zunächst bleiben kann. Sonst wird der Kranke auf eine zweite, im Krankenzimmer befindliche, Bettstelle oder Chaiselongue oder Trage gebracht.
49. Wann wird man zur Schonung des Kranken das Umbetten zweckmäßig vornehmen?	Wenn der Kranke sowieso das Bett verläßt (Stuhlgang, Bad).
50. Was verbindet man tunlichst mit dem Umbetten?	Reinigung des Kranken, Wäschewechsel, Nachsehen auf Durchliegen.
51. Was muß stets mit dem neuen Bett geschehen, ehe der Kranke hineingelegt wird?	Es muß gut durchwärmt sein und noch umwickelte Wärmflaschen für den Kranken enthalten.

7. Krankenbeförderung.

52. Wie wird der Kranke durch Träger gehoben?	a) **Drei Träger** verteilen sich als Kopfnummer (faßt mit einem Arm unter Nacken und Rücken bis in die Achselhöhle und mit dem andern unter dem Rücken), Beckennummer (faßt Kreuzbein—Gesäß) und Fußnummer (Kniekehle—Unterschenkel).
	b) Bei **zwei Trägern** faßt einer unter dem Nacken nach der Achselhöhle, mit dem anderen Arm tief unter dem Rücken, während der andere Träger die Arme unter das Kreuz und unter die Oberschenkel legt.
	c) **Ein Träger** faßt unter dem Rücken nach der Achselhöhle, mit dem anderen Arm unter dem Gesäß durch;

Frage:	Antwort:
	der Kranke umschlingt mit beiden Armen den Hals des Trägers (vgl. D 8, Seite 29).
53. Auf welche Seite stellen sich die Träger?	Mehrere Träger müssen sich stets auf dieselbe Seite stellen, bei Verletzungen stets auf die gesunde.
54. Wodurch wird gleichmäßiges Heben und Absetzen erzielt?	Durch die Kommandos „fertig — hebt auf" und „setzt ab", die entsprechend den Bewegungen der Träger langsam und gedehnt gegeben werden.
55. Was muß besonders gestützt werden?	Verletzte Glieder, bei Schwerkranken stets der Kopf (vgl. D 4—9, Seite 29).
56. Wie wird die Trage auf **Treppen** getragen?	So, daß der Kopf des Kranken oben ist; Ausnahmen bilden nur Verletzungen der Beine.
57. Woran muß der Pfleger bei jedem Krankentransport denken? (Vgl. Seite 1, Anm. 1.)	Daß die Kranken gegen Erkältung und Zug, sowie vor den Blicken Unberufener geschützt sind. Andererseits muß aufsehenerregendes Gebahren oder Aussehen den Begegnenden verborgen bleiben; unter Umständen sind Spei- und Harnglas mitzunehmen.
58. Wie kann die Pflegerin **Kranke führen**?	Sie geht neben dem Kranken und führt entweder nur am untergefaßten Arm oder sie faßt ihn um die Taille, während der Kranke den entsprechenden Arm um den Hals der Pflegerin legt, die zweckmäßig nun noch mit ihrer freien Hand die Hand dieses Armes hält; oder die Pflegerin geht hinter dem Kranken und faßt ihn krückenartig in den Achselhöhlen.
59. Welche Fortbewegungsmittel kann man dem Kranken geben?	Stöcke und Krücken, möglichst mit Gummischuhen; Laufbänkchen, Laufkarren.
60. Wie können Kranke **sitzend transportiert** werden?	Durch 2 Träger, die die ungleichnamigen Hände, gegenseitig sich ums Handgelenk fassend, unter das Gesäß, die andern als Lehne unter den Rücken des Kranken bringen. Statt auf die verschränkten Hände kann der Kranke auf einen Strohkranz oder Segeltuchtragesitz gesetzt werden. In engen Gängen und Treppen, wo die Träger hintereinander gehen müssen, setzt man den Kranken auf

D. Krankenwartung.

Frage:	Antwort:
	einen **Stuhl**, der an den Beinen dicht unter dem Sitz gefaßt wird; Tragegurte erhöhen die Sicherheit des Transportes; es können auch sänftenartige Tragestangen unter den Stuhlsitz geschoben werden. Schließlich in **Krankenfahrstühlen**.
61. Wie werden Kranke **liegend transportiert**?	Auf **Krankentragen**, in sogenannten **Siechkörben**; die Tragen können auch auf einem Gestell gefahren werden und heißen dann **Räderbahren**.
62. Wie können **Nottragen** hergestellt werden?	Aus Stangen, Latten, Baumstämmen, Leitern (Sprossen ausbrechen!), die durch Säcke, Netze, Laken, Zeltbahnen gesteckt werden.
63. Was dient als Polster für Nottragen?	Decken, Betten, Kleider, Stroh, Moos, Gras, Reisig.

8. Badepflege.

64. In welcher Form verwenden wir Wasserbäder?	Als **Vollbäder**, die den ganzen Körper betreffen, und als **Teilbäder**, z. B. Halb-, Sitz-, Arm-, Hand-, Fußbäder.
65. Wer bestimmt die Temperatur und Dauer des Bades?	Der Arzt.
66. Was für Bäder unterscheiden wir hinsichtlich der **Temperatur** gewöhnlich?	Von 15—20° C kalte, 20—30° C kühle bis lauwarme, 30—37° C warme, über 37° C heiße Bäder.
67. Wieviel Grad soll ein Vollbad zum Zwecke der Reinigung haben?	34° C.
68. Wie sieht ein **Badethermometer** aus?	Das eigentliche Thermometer steckt in einer Holzhülse; die Badethermometer sind oft so eingerichtet, daß sie senkrecht im Wasser schwimmen, damit die Temperatur abgelesen werden kann, ohne daß das Thermometer aus dem Wasser genommen wird.
69. Welche Gradeinteilung gibt es auch für **Badethermometer**?	Nach Celsius ist der Maßstab zwischen Taupunkt und Siedepunkt in 100, nach Réaumur in 80 Teile eingeteilt. Es entspricht also 20° R = 25° C.
70. Nur welche Thermometer finden in der Krankenpflege Anwendung?	Celsiusthermometer (vgl. F 5—11, Seite 44).

Badepflege.

Frage:	Antwort:
71. **Wieviel Wasser** rechnet man auf ein Vollbad?	20—30 Eimer zu je 10 Liter, also 2—3 Hektoliter für das Bad eines Erwachsenen; für Kinder entsprechend weniger.
72. Wie hoch soll das Wasser in der Wanne stehen?	Es soll beim Vollbad die Schultern des Liegenden, beim Halbbad die Oberschenkel vollständig überspülen.
73. Wie bereitet man das **Bad im Krankenzimmer** vor?	Man stellt einen Bettschirm vor die Badewanne und hat Dampfbildung beim Einlassen des Wassers und Durchnässung der Umgebung der Wanne zu vermeiden.
74. Wie in einem **Badezimmer**?	Es muß alles vorbereitet sein, ehe der Kranke den Baderaum betritt, besonders Reinigung und Erwärmung des Raumes und das Einlassen des Wassers.
75. Was muß bereit gehalten werden für den Badenden?	Ruhebett und Stuhl, Trinkwasser und die etwa ärztlich verordneten Stärkungsmittel, Kompressen und kaltes Wasser zu Kopfumschlägen, die erwärmte Bade- und Leibwäsche.
76. Wofür muß gesorgt werden, ehe der Kranke wieder ins Krankenzimmer kommt?	Daß die Fenster geschlossen sind und das Bett erwärmt ist.
77. Welche Hilfeleistungen führt die Pflegerin beim Einsteigen in die Badewanne aus?	Jeder Kranke muß unterstützt werden.
78. Wie können unbewegliche Kranke ins Bad gebracht werden?	Sie werden auf ein über die Wanne gespannt gehaltenes Laken gelegt und so langsam hinabgelassen.
79. Wie können Druckstellen geschützt werden?	Durch Luftring und Gummikissen.
80. Welche **Zwischenfälle** können beim Baden eintreten?	Ohnmacht, Blutandrang nach dem Kopf, Herzklopfen, Herzschwäche.
81. Was ist häufig das erste Zeichen der kommenden Ohnmacht?	Öfteres Gähnen, dann Blaßwerden, Pulsverschlechterung.

D. Krankenwartung.

Frage:

82. Welche Hilfeleistungen sind bei Zwischenfällen erforderlich?

Antwort:

Bei Blutandrang nach dem Kopf und Herzklopfen kalter Umschlag um den Kopf, einige Schluck frischen Wassers. Erholt sich der Kranke nicht bald, muß er aus dem Bad genommen werden. Bei eintretender Ohnmacht oder Herzschwäche wird das Baden sofort abgebrochen, der Kranke auf das Ruhebett, Kopf tief, gelagert und der Arzt benachrichtigt.

83. Welche Pflege des Kranken im Bade ist stets erforderlich?

Bespülen und Reiben der Gliedmaßen (besonders bei kühlen Bädern), Ausführung der ärztlich verordneten Übergießungen, Duschen usw. Badende Kranke dürfen nie ohne Überwachung bleiben.

84. Wie trocknet man sehr schwache Kranke und wie stets nach kaltem Bade ab?

Man legt ins Bett erst eine wollene Decke, darüber das Badetuch, schlägt beide über den daraufgelegten Kranken und reibt ihn nun trocken.

85. Wie lange badet man einen Kranken?

Nach ärztlicher Vorschrift; im allgemeinen 5—10 Minuten.

86. Dauerbäder werden zu welchen Zwecken gegeben und wie lange?

Bei ausgedehnten Verbrennungen oder eiternden Wunden und Decubitus, auch bei Geisteskranken zur Beruhigung. Die Kranken bleiben den ganzen Tag, manchmal auch über Nacht darin.

87. Was gehört zur Dauerbadeinrichtung?

Zufluß warmen Wassers, genügender Abfluß, Laken oder Netz in der Badewanne in halber Höhe, Bretter oder wollene Decken über der Wanne, die das Abkühlen verhindern.

88. Auf welche Weise kann den Bädern noch eine besondere Wirkung verliehen werden?

Durch **arzneiliche Zusätze**, z. B. Salz, besonders Staßfurter Badesalz, Kleie, Badekamillen, Eichenrinde, Sole und Schwefel, Moor, Senf, Sublimat, Kohlensäure (Einatmen verhindern!), Fichtennadelextrakt.

89. Wieviel wird zugesetzt?

Nach ärztlicher Verordnung, von Salzen etwa 2—3 %. Auf 1 Pfund Kleie 1 Liter kochendes Wasser, nach 15 Min. dem Bad zugesetzt. Badekamillen im Beutel, sonst ebenso.

90. Wie werden Teeabkochungen zugesetzt? (Vgl. F 52, Seite 49.)

Tees, die Abkochungen geben, werden, in Beutel gefüllt, $^{1}/_{2}$ Stunde in Wasser gekocht; bei Tees, die Aufgüsse geben, wird der Beutel 10 Minuten in kochend heißes

Frage:	Antwort:
	Wasser hineingehängt. Der Aufguß und die Abkochung wird dem Badewasser zugesetzt; der Beutel bleibt im Bad hängen.
91. Wie werden Arzneistoffe zugesetzt?	Die wasserlöslichen werden vorher in einem Gefäß mit heißem Wasser gelöst, die anderen werden in Leinenbeuteln dem Bad zugesetzt. Sublimatbäder in Holzwannen!

E. Krankenernährung:

Zubereitung und Darreichung der gewöhnlichen Krankenspeisen und Getränke.

1. Allgemeines über Ernährung.

1. Warum müssen dem Körper überhaupt **Nahrungsmittel** zugeführt werden?	Mit der Nahrung werden dem Körper Stoffe zum Ersatz der durch den unablässigen Stoffwechsel verbrauchten Körpersubstanz zugeführt (vgl. A 108, Seite 13).
2. Welche Nährsubstanzen braucht der Körper notwendig?	Wasser und Salze, Eiweiß, Fett und Kohlehydrate (Stärke)
3. Welche **Kost** ist in diesem Sinne die zweckmäßigste?	Die sogenannte gemischte Kost, die aus Fleisch, Gemüse, Kartoffeln oder Brot und etwas Getränk besteht.
4. Erhält der Kranke dieselbe Kost wie ein Gesunder?	Nein, denn der Kranke, besonders wenn er fiebert, ist nur imstande, eine ausgewählt leicht verdauliche Kost zu genießen und zu verdauen. Doch ist es von hervorragender Bedeutung, daß Kranke, besonders in der Rekonvaleszenz, die verordnete Kost auch wirklich zu sich nehmen. Dafür zu sorgen, ist eine der vornehmsten Aufgaben der Pflegerin.
5. Was ordnet der Arzt an hinsichtlich der Krankenernährung?	Er trifft die Auswahl und ordnet die Art und Menge der Speisen an.
6. Was ist dagegen Aufgabe der Pflegerin?	Sie muß verstehen, die Rohmaterialien auf ihre Güte zu beurteilen und Krankenkost möglichst selbst herzustellen, zum wenigsten aber die schmackhafte und zweckmäßige Zubereitung zu überwachen.

Frage:	Antwort:
7. Wie unterscheiden sich die in den Krankenhäusern üblichen **Diätformen**? (Vgl. S. 133, 134.)	4. Form: nur flüssige Kost — Milch und Suppe. 3. Form: Milch, Suppen, Kaffee, Semmel oder Zwieback; unter Umständen Butter. 2. Form: außerdem Gemüse und leichtverdauliches Fleisch. 1. Form: volle Kost — Fleisch, Gemüse, Brot, Kartoffeln.
8. Was für verschiedenerlei Suppen kann man verabreichen, ohne sie zu wiederholen?	Mehl-, Fleisch-, Milch-, Bouillon-, Reis-, Sago-, Grieß-, Weizen-, Haferschleim-, Obst-Suppen.

2. Verabreichung von Speisen und Getränken an den Kranken.

9. Wie soll die Pflegerin die Speisen dem Kranken verabreichen?	Sie soll für möglichste Abwechselung sorgen. Sie soll nie zu viel, eher zu wenig ans Bett bringen, so daß der Kranke nicht Angst vor der zu bewältigenden Menge bekommt, sondern nachfordern muß; also alle Speisen n a c h einander! Die Mahlzeiten müssen regelmäßig und pünktlich verabreicht werden. Alles soll mundgerecht vorbereitet, zerkleinert sein, appetitlich und zierlich aufgetragen (Tischtuch, Serviette!), in freundlicher, geschickter Form angeboten, nicht aufgedrängt werden. Es ist verwerflich, den Kranken den Speisezettel machen zu lassen. Er muß immer möglichst angenehm überrascht werden.
10. Für was muß die Pflegerin sorgen, ehe sie den Kranken zum Essen veranlaßt?	Für die zweckmäßige Lagerung des Kranken. Macht das Aufrichten Schwierigkeiten, so muß der Kopf gestützt und der Kranke gefüttert werden.
11. Wie wird die richtige **Wärme** der Speisen geprüft?	Durch vorheriges Kosten, natürlich mit eigenem Löffel und nicht vor dem Kranken.
12. Wie werden die Speisen warm gehalten?	Durch Wärmeapparate oder wenigstens Wärmemützen.
13. Wie dürfen kühlgewordene Speisen nur wieder gewärmt werden?	Im Wasserbade, d. h. in einem Topf, der sich in einem zweiten und mit Wasser gefüllten befindet. Unter letzterem ist die Flamme.

Zubereitung verschiedener Krankenspeisen.

Frage:	Antwort:
14. Was soll geschehen, wenn ein Kranker zur Essenszeit schläft?	Er soll nicht des Essens wegen geweckt werden, aber die Pflegerin soll dahin wirken, daß er das Versäumte nachholt.
15. Dürfen Besucher den Kranken Speisen mitbringen?	Nein, ohne Erlaubnis des Arztes nicht, denn dadurch besteht oft eine große Gefährdung des Kranken.
16. Wann sollen Getränke verabreicht werden?	Im allgemeinen so oft, als die Kranken zu trinken verlangen; hochfiebernden, unbesinnlichen Kranken müssen oft Getränke angeboten und sie zum Trinken genötigt werden.
17. Bei welchen Kranken ist besondere Vorsicht bei Verabreichung von Getränken nötig?	Bei Bauchverletzungen oder Harnverhaltung. (Vgl. G 65—67, Seite 70.)
18. Wie stillt man den quälenden Durst solcher Kranker?	Durch Auflegen dünner Zitronenscheiben auf die Zunge, Auswaschen des Mundes mit Zitronenwasserläppchen, Verabreichung von Eispillen.
19. Was für Geschirr benutzen Schwerkranke zum Trinken?	Schnabeltassen, Trinkröhrchen.
20. Welche Temperatur haben kalte Getränke?	8—15° C.
21. Was gibt es für **erfrischende, kühle** Getränke?	Kaltes Wasser, kalten Tee, Kaffee, Obstwasser, Brotwasser, Limonaden, kohlensaure Wasser, Eis.
22. Was gibt es für **stopfende** Getränke?	Hafergrütze, Haferflockenabkochung, Eichel-, Hafer-, Wasserkakao, Gersten-, Reis-, Eiweißwasser, Saleptrank, Mandelmilch.
23. Was gibt es für **ernährende** Getränke?	Milch, Eiweißwasser.
24. Was gibt es für **appetitanregende** Getränke?	Bouillon.
25. Was gibt es für **herzanregende** Getränke?	Starken Kaffee, Tee, alkoholhaltige Getränke. (Wein hat ca. 8%, Südwein ca. 20%, Spirituosen ca. 40% Alkoholgehalt.)

3. Zubereitung verschiedener Krankenspeisen.

26. Wie wird **Brotwasser** hergestellt?	Grobes in Scheiben geschnittenes Schwarzbrot wird geröstet, alsbald mit kochendem

E. Krankenernährung.

Frage:	Antwort:
	Wasser übergossen. Nach dem Ziehenlassen und Erkalten Zusatz von Salz, Zucker oder Zitronensaft.
27. Wie wird **Eiweißwasser** hergestellt?	In ¼ Liter abgekochtes, abgekühltes Wasser kommt ein Hühnereiweiß, etwas Salz und ein Teelöffel Zucker.
28. Wie wird **Reiswasser** hergestellt?	¼ Pfund Reis wird mit 1 Liter Wasser ¼ Stunde gekocht, durchs Sieb geschlagen und mit Salz, Zucker, Zitronensaft oder Milch schmackhaft gemacht.
29. Wie wird **Mandelmilch** hergestellt?	10 g süße und 10 g bittere Mandeln werden gebrüht, abgezogen, gewiegt, mit ¾ Liter kaltem Wasser übergossen; 1 Stunde ziehen lassen, durchgesiebt; etwas Zuckerzusatz.
30. Wie wird **Kefir** hergestellt?	Für 50 Pfg. frische Kefirpilze — vorher 2 Tage in leichtem Sodawasser gewässert, dann einen Tag in Milch — werden mit 2 Liter abgekochter kühler Milch in gut verschließbarem Gefäß kühl gestellt. Man verwendet ein- oder mehrtägigen Kefir. Ein Teil der gut geratenen dickflüssigen Milch kann zur weiteren Benutzung verwendet werden, sonst wieder die in Sodawasser gereinigten Pilze.
31. Wie wird **Salepgetränk** hergestellt?	Ein Teelöffel Saleppulver mit kaltem Wasser angerührt, wird einige Augenblicke mit 1 l Wasser aufgekocht. Zimt- und Zuckerzusatz.
32. Wie wird **Fleischtee** (Beaftee) hergestellt?	1 Pfund Rindfleisch, in Würfel geschnitten, mit 2 Eßlöffel Wasser, 3 Tropfen Salzsäure in einem verschließbaren Gefäß gemischt, muß im Wasserbad mehrere Stunden ziehen, nicht kochen. Der abgegossene Saft wird löffelweise verabreicht.
33. Wie wird gute **Bouillon** hergestellt?	In kaltem Wasser angesetzte Fleischwürfel, gemischt aus Kalb, Rind, Geflügel, werden 2—3 Stunden langsam gekocht.
34. Wie wird **Fleischgelee** hergestellt?	In Würfel geschnittenes Fleisch von gut gereinigten Kalbsfüßen mit fein gewiegtem Fleisch von Rind und Geflügel bis zum Zerfallen (5 Stunden) langsam gekocht, durchgeseiht, mit Zitrone in kleine Büchsen getan.
35. Wie wird **Milchgelee** hergestellt?	1 l Milch, 5—10 Minuten mit 125 g Zucker gekocht, nach Abkühlung langsam mit einer Auflösung von 15 g Gelatine in ½ Tasse Wasser versetzt und der Saft von 2 Zitronen zugefügt.

Frage:	Antwort:
36. Wie wird **Weingelee** hergestellt?	Eine Flasche Weißwein mit $^1/_2$ Pfund Zucker, etwas Zitrone und 50 g Gelatine gekocht, in saubere Form zum Erkalten gebracht und kühl gestellt.
37. Wie wird **Eierpudding** hergestellt?	Ein zu Schaum zerquirltes Ei wird mit einem Teelöffel Weizenmehl und einer Prise Salz in einer Tasse Milch zerrührt, im Wasserbad 20 Min. gekocht. Verabreichung mit Zucker oder Fruchtsaft.

4. Künstliche Ernährung.

38. Wie wird künstliche Ernährung vorgenommen?	Bei Kranken mit Speiseröhrenverengerung nach operativer Anlegung einer Magenfistel direkt durch den in dieser befindlichen Gummischlauch; sonst kann sie durch den eingeführten M a g e n s c h l a u c h erfolgen. Sehr schwache Kranke, besonders solche, die keine Speisen bei sich behalten, können vom After aus durch N ä h r k l y s t i e r e ernährt werden.
39. Wie werden **Nährklystiere** verabreicht?	Vorher reinigender Einlauf. Dann nach $^1/_2$ bis 1 Stunde Einspritzen des Nährklystiers durch langen Schlauch; die Menge soll 100 bis 200 ccm nicht übersteigen, damit der Einlauf nicht abführend wirkt, sondern gehalten werden kann. (Vgl. F. 87—95, Seite 54.)
40. Wie werden **Nährklystiere** zubereitet?	2—3 Eier mit etwas Wasser gequirlt und nach einer Stunde mit $^1/_2$ Teelöffel Kochsalz in $^1/_4$ l Milch verrührt. Unter Umständen Zusatz einiger Teelöffel Cognac oder Wein.

F. Krankenbeobachtung:

Krankenbericht an den Arzt, Ausführung ärztlicher Verordnungen.

1. Allgemeine Krankenbeobachtung.

1. Was verlangt der Arzt hinsichtlich der Krankenbeobachtung vom Pflegepersonal?	Er will vom Personal erfahren, welche Krankheitszeichen in seiner Abwesenheit hervorgetreten sind, wie seine Verordnungen befolgt worden sind und wie sie gewirkt haben.
2. Was wird vom Pflegepersonal immer beobachtet?	**Körperwärme, Puls, Atmung** und das **allgemeine Verhalten** des Kranken, z. B. seine Lage im Bett, sein Benehmen, der Schlaf.

Frage:	Antwort:
3. Als besondere Vorkommnisse sind zu beobachten?	Störungen in den Aus- und Abscheidungen, Schüttelfrost, Blutungen aus den Körperöffnungen oder Nachblutung nach Operation, Erbrechen, Störungen des Bewußtseins, Ohnmacht, Krämpfe und Zuckungen, Lähmungen, Schmerzäußerungen, besonders bei Verbänden.
4. Was darf jedoch das Pflegepersonal zum Zwecke der Beobachtung nicht ausführen?	Irgend eine Untersuchung.
5. Wie wird die **Körperwärme** festgestellt.	Mit dem Thermometer, das entweder in die Achselhöhle oder den After eingelegt wird (Rektalmessung).
6. Wann und wie wird gemessen?	Morgens zwischen 6 und 7 Uhr und nachmittags zwischen 5 und 6 Uhr. Das Thermometer wird vorher herabgeschüttelt, so daß es unter 36° zeigt; dann wird es in die trocken gewischte Achselhöhle des Kranken gelegt, und sein Arm fest gegen die Brust gedrückt, die Hand auf die entgegengesetzte Schulter. Nach 5 Minuten erstes Ablesen; ist nach weiteren 2 Minuten der Wärmegrad derselbe, so kann das Thermometer herausgenommen werden. Ist die Quecksilbersäule beim Wiedernachsehen noch gestiegen, so muß das Thermometer liegen bleiben, bis es beim Wiedernachsehen auf derselben Höhe geblieben ist.
7. Was hat mit dem Thermometer nach der Messung zu geschehen?	Es muß abgewischt und mit Sublimatlösung desinfiziert werden.
8. Woraus besteht ein Fieberthermometer? (Vgl. D 68—70, Seite 36.)	Aus der luftleeren Röhre, in deren unterem Ende sich das Quecksilber befindet und einer an der Glasumhüllung angebrachten Gradeinteilung, die beim Fieberthermometer gewöhnlich die Grade von 34,5 bis 42, jedoch mit Zwischenteilung (je ein Zehntel) umfaßt.
9. Was sind Maximalthermometer?	Bei den Maximalthermometern bleibt die Quecksilbersäule auf der erreichten Temperaturhöhe (Maximum) stehen, bis sie gewaltsam wieder heruntergeschüttelt wird.

Messungen, Körpergewicht.

Frage:
10. Was sind Minutenthermometer?

11. Zeigen alle Thermometer stets richtig an?

12. Wo fühlt man den **Puls** am besten?
13. Wie ist der Puls beim gesunden Menschen?

14. Was bezeichnet man als schlechten Puls?
15. Wo kann man ihn bisweilen noch zählen?

16. Wie kann die **Atmung** sein?

17. Wie zählt man die Atmung?
18. Was ist Cheyne-Stokesches Atmen?

19. Wo werden Temperatur, Puls, Atmung aufgezeichnet?
20. Was gehört noch auf die Fiebertafel?

Antwort:
Thermometer, die so empfindlich sind, daß sie die Eigenwärme des Kranken schon nach einer Minute angeben.

Nein! Obwohl sie geprüft waren, differieren die Thermometer vielfach doch nach längerem Gebrauch und sollen deshalb miteinander verglichen, unter Umständen zur Prüfung eingesandt werden.

An der Speichenschlagader direkt über dem Handgelenk mit 3 aufgelegten Fingern.

Gleichmäßig in der Schlagfolge und Füllung, ruhig und kräftig; beim Erwachsenen schlägt er durchschnittlich 72 mal in der Minute.

Einen schwachen oder kleinen, das heißt kaum fühlbaren Puls, der dabei gewöhnlich noch sehr beschleunigt ist.

In der Herzgegend durch Auflegen der Hand auf die Brustwand (Herzspitzenstoß) oder sogar nur durch Anlegen des Ohres an diese Stelle.

Ruhig und tief oder beschleunigt und oberflächlich, regelmäßig oder unregelmäßig, leicht oder mühsam.

Durch Beobachtung der Bewegungen der Brust oder Oberbauchgegend (beim Mann).

Sehr unregelmäßiges, langsames Atmen, das oft längere Zeit aussetzt, wiederkehrt und dann wieder aussetzt. Es ist ein meist kurz vor dem Tode auftretendes, stets bedenkliches Krankheitszeichen.

Auf der **Fiebertafel**.

Alle ärztlichen Verordnungen und besondere Vorkommnisse, auch die Zeichen für den Stuhlgang!

2. Messungen, Körpergewicht.

21. Was ist ein Meßband?

Ein Meßband oder Zentimetermaß besteht aus Metall oder Stoffstreifen mit genauer Einteilung in 100 cm.

Frage:	Antwort:
22. Was ist ein Tasterzirkel (Hohlzirkel)?	Ein Tasterzirkel ist ein sehr großer Zirkel ohne scharfe Spitzen, mit einer Vorrichtung für Gradeinteilung und dient besonders zu Beckenmessungen.
23. Warum wird das Körpergewicht regelmäßig festgestellt?	Weil Gewichtsabnahme ohne erklärende Ursache oft auf Unordnung des Körperhaushalts (Krebs, Tuberkulose!) hindeutet.
24. Wie wird das Körpergewicht festgestellt?	Die betreffende Person wird auf eine Stuhlwage oder eine gewöhnliche Dezimalwage gebracht. (Das gewonnene Gewicht muß mit 10 multipliziert werden!)
25. Was muß bei regelmäßigen Wägungen berücksichtigt werden?	Die Veränderungen des Gewichts durch Nahrungsaufnahme und durch die Ausleerungen sollen berücksichtigt, womöglich ausgeschaltet werden (bestimmte Tagesstunde!).

3. Ausscheidungen, Urinuntersuchung.

26. Was geschieht mit allen Ab- u. Ausscheidungen der Kranken?	Sie werden gesammelt und für den Arzt aufgehoben, wenn dieser nicht darauf verzichtet hat.
27. Was darf den vom Arzt zu untersuchenden Stoffen nicht zugesetzt werden?	Jede Verunreinigung muß vermieden werden, zunächst auch der Zusatz eines Desinfektionsmittels.
28. Was hat die Pflegerin am **Stuhlgang** des Kranken zu beobachten? (Vgl. H 52, Seite 89.)	Die Häufigkeit der Stühle; die Farbe des Stuhles (z. B. tonfarben bei Gelbsucht, schwarz bei Blutungen oder nach Einnehmen von Eisen, Wismut, grün von Kalomel); schließlich, ob der Stuhl dünn, breiig oder geformt ist. Von etwaigen Würmern (Madenwürmern, Spulwürmern, Bandwurm) müssen dem Arzt Proben gezeigt werden.
29. Was hat die Schwester regelmäßig am **Urin** der Kranken zu beobachten?	Ob er die bernsteingelbe Farbe, Klarheit, den aromatischen Geruch, die leicht saure Reaktion (Lackmuspapier wird rot) und das spezifische Gewicht von 1012—1024 (Urinwage!) des Urins eines gesunden Menschen aufweist.
30. Was kann trüber Urin bedeuten?	Trübungen des Urins kommen auch bei Gesunden vor durch Änderung in der Nahrungsaufnahme; sie können aber auch auf Eiweißgehalt des Urins hindeuten.

Ausscheidungen, Urinuntersuchungen.

Frage:	Antwort:
31. Wie weist man Eiweiß im Urin nach?	a) Durch die **Kochprobe**. Ein Reagenzglas wird ein Drittel voll filtrierten Urins gefüllt und dessen oberer Teil über der Spiritusflamme gekocht. Eine entstehende oder beim Kochen bestehen bleibende Trübung, die nicht auf Zusatz von 6—8 Tropfen Salpetersäure verschwindet, beweist das Vorhandensein von Eiweiß.
32. Durch welche Probe noch?	b) Durch die **kalte oder Schichtprobe**: Man füllt ein Reagenzglas zu einem Drittel mit filtriertem Urin und schichtet nun langsam rohe Salpetersäure unter den Harn, indem man die Säure am Rande des Gläschens herablaufen läßt. Bei Anwesenheit von Eiweiß bildet sich an der Berührungsstelle zwischen Harn und Säure ein weißer Ring; ein farbiger Ring ist nicht beweisend.
33. Wie bestimmt die Pflegerin die Menge des vorhandenen Eiweißes?	c) Durch die **Esbachsche Probe**. In das mit eingeätzter Einteilung versehene Reagenzglas wird Urin bis zur Marke U und Esbachs Reagenz bis zur Marke R gefüllt, der Stöpsel aufgesetzt, gut geschüttelt; 24 Stunden bei Zimmertemperatur stehen lassen. Die Menge des sich bildenden Niederschlags wird an den eingeätzten Zahlen abgelesen. Es entspricht ein Teilstrich je einem Tausendstel an Eiweiß im Urin.
34. Wie weist man Zucker im Urin nach?	a) Durch die **Nylandersche Probe**: Man gießt ein Reagenzglas zu einem Drittel voll filtrierten Urins und dazu etwa dem zehnten Teil dieser Urinmenge entsprechend Nylanders Reagenz. Nun kocht man den obersten Teil der Flüssigkeit mehrere Minuten über der Spiritusflamme. Bei Anwesenheit von Zucker tritt Schwarzfärbung ein.
35. Oder durch welche andere Probe?	b) Durch die **Trommersche Probe**: Man füllt ein Reagenzglas zu einem Drittel mit filtriertem Urin, gießt dem dritten Teil der Urinmenge entsprechend Kalilauge zu und tropft nun unter fortwährendem Schütteln des Gläschens 10 %ige Kupfersulfatlösung hinein, soviel als sich löst. Der oberste Teil der Flüssigkeitsmenge wird nun über der Flamme erwärmt (nicht gekocht). Bei Anwesenheit von Zucker entsteht allmählich ein orangefarbener Niederschlag.

Frage:	Antwort:
36. Wie kann die Zuckermenge festgestellt werden?	c) Durch die **Gärungsprobe:** Einfüllen des mit einem kleinen Hefestückchen versetzten Urins in das Saccharometer; 20 Stunden bei Zimmertemperatur stehen lassen; die sich bildende Gasmenge, an den eingeätzten Zahlen abgelesen, entspricht dem Prozentgehalt des Urins an Zucker.
37. Was hat die Pflegerin zu tun, wenn eine der Proben positiv zu sein scheint?	Sie hat auch die andere Probe anzustellen und beide Resultate für den Arzt aufzuheben.

4 Krankenwachen, Krankenbericht.

38. Wie werden **Krankenwachen** vom Pflegepersonal ausgeführt?	Entweder die Pflegerin bleibt während der Dauer der Wachzeit wach, oder sie darf auf einem Stuhle neben dem Krankenbett sitzend oder auf einem Ruhebett in der Nähe der Krankenbettes liegend schlafen. Stets muß sie vollständig angekleidet sein und dafür sorgen, daß sie vom Kranken leicht geweckt werden kann. Die während der Wache gemachten Beobachtungen sind durch die Ablösung oder schriftlich (Wachbuch) dem Arzt zu melden.
39. Wie soll ein **Krankenbericht** an den Arzt sein?	Entweder mündlich, ehe der Arzt zu dem Kranken geht oder schriftlich. Stets kurz, aber erschöpfend (vgl. prakt. Fragen Nr. 1).

5. Ausführung ärztlicher Verordnungen.

40. Wie müssen ärztliche Anordnungen überhaupt ausgeführt werden?	Jede Anordnung des Arztes ist pünktlichst auszuführen, auch wenn sie der Pflegerin unwesentlich erscheint, oder sie gewohnt ist, die Hilfeleistung anders, als angeordnet, auszuführen.
41. In welcher Form werden **Arzneien** eingegeben?	Als Pulver, Pillen, Tabletten und flüssig in Tropfen oder löffelweise.
42. Wie werden **Pulver** verabreicht?	Angerührt in einem Löffel mit Wasser oder Tee. Etwaige Reste müssen nochmals mit Wasser angerührt und dem Kranken verabreicht werden. Nachtrinken eines Schluckes Wasser oder Mundspülen ist erlaubt.

Ausführung ärztlicher Verordnungen.

Frage:	Antwort:
43. Wie gibt die Pflegerin schlecht schmeckende Arzneien?	Pulver in **Oblaten,** die auf einen Tellerrand gelegt, mit Wasser angefeuchtet werden. Das Pulver wird auf die Mitte der Oblate geschüttet, diese vom Rand her zusammengelegt und vom Kranken mit etwas Wasser hinuntergeschluckt.
44. Wie gibt man ölige Arzneien ein?	Harzige, ölige Arzneien in Gelatinekapseln, die wie Pastillen verabreicht werden.
45. Wie läßt man eine **Pille** nehmen?	Der Kranke legt sie weit hinten auf den Zungenrücken und schluckt sie mit etwas Wasser hinunter. Man kann die Pille auch in eine Semmelkrume tun und so schlucken lassen.
46. Wie **Tabletten** u. **Pastillen?**	Entweder ebenso oder zwischen 2 Blättern reinen Papiers zerdrückt oder zerrieben, im Löffel mit Wasser oder in Oblaten!
47. Wie überzeugt man sich, daß der Kranke die in den Mund genommenen Arzneien auch wirklich geschluckt hat?	Man läßt ihn nach dem Einnehmen etwas sprechen.
48. Wie werden **flüssige Arzneien** verabreicht?	Stark wirkende Arzneimittel werden tropfenweise gegeben. Dabei ist es von größter Bedeutung, daß die vorgeschriebene Tropfenanzahl genau eingehalten wird. Hat man sich verzählt, so muß die bereits ausgeträufelte Arznei weggegossen und mit dem Abzählen nochmals begonnen werden.
49. Was dient zum Abzählen?	Tropfflaschen oder Tropfgläser (**Pipetten**).
50. In was werden Tropfen gegeben?	Im Eßlöffel mit Wasser, Kaffee, Tee oder Schleim, oder auf einem Stück Zucker.
51. Weniger starke flüssige Arzneimittel werden wie gegeben?	Im Löffel, womöglich abgeteiltem Porzellanlöffel, in Einnehmegläschen; Teeaufgüsse auch tassenweise.
52. Wie werden **Tees** hergestellt?	Von den aromatisch riechenden, aus Blumen und Blättern bestehenden Tees dürfen nur Aufgüsse (Infuse) gemacht werden, damit die wirksamen aromatischen Stoffe nicht verloren gehen; von den anderen Teesorten, besonders aus den Samen und Wurzeln, bereitet man Abkochungen (Dekokte). Dauer des Ziehens und Kochens 10 Minuten; auf einen

Frage:	Antwort:
	Tassenkopf rechnet man einen guten Teelöffel voll (vgl. D 90, Seite 38).
53. Wieviel Flüssigkeit fassen die gebräuchlichsten häuslichen Gemäße?	Der Teelöffel etwa 5, der Kinderlöffel 10, der Eßlöffel 15 (10 g von Pulvern!), ein Likörglas 20, ein Rotweinglas 60, ein Weinglas 125, ein Tassenkopf 150—200 und ein Wasserglas 250 ccm.
54. Wie unterscheiden sich die Gefäße für innerlich und äußerlich anzuwendende Arzneimittel?	Die Flaschen für innerliche Mittel sind rund und haben einen weißen Aufschriftzettel, die für äußeren Gebrauch sind sechseckig mit rotem Zettel.
55. Was steht auf dem Zettel?	Art der Anwendung, Datum der Anfertigung, meist auch der Name des Patienten.
56. Wie werden besondere Eigenschaften, z. B. Gifte, kenntlich gemacht?	Durch einen besonderen Zettel mit „Gift" oder „Vorsicht" oder Totenkopf, oder „feuergefährlich".
57. Wo werden Arzneien aufbewahrt?	Kühl und im Dunkeln, möglichst in verschließbaren Schränken.
58. Wann werden sie gegeben?	Sie müssen sehr pünktlich, wie verordnet, verabreicht werden, die meisten ½ Stunde vor Tisch, weil sie bei leerem Magen schneller zur Wirkung kommen, manche mit dem Essen und nur wenige nach der Mahlzeit.
59. Wie werden Schwerkranke beim Eingeben von Arzneien gestützt?	Die Pflegerin muß den Kopf des Kranken anheben und stützen.
60. Wie wird übler Nachgeschmack beseitigt?	Durch Mundspülen oder Nachtrinken von Kaffee, frischem Wasser, Pfefferminzwasser.
61. Wie erleichtert man das Einnehmen von Ricinusöl?	Durch Zuhalten der Nase beim Einnehmen, durch vorheriges Erwärmen des Löffels (das dünnflüssigere Öl bleibt nicht im Munde haften), durch Verrühren des Öles mit Cognac, Bierschaum, in heißem schwarzen Kaffee, in Himbeeressig, Zitronensaft, warmer Milch, stark salziger Fleischbrühe; Nachessen von gesalzenem Schwarzbrot. Bisweilen Verordnung in großen Gelatinekapseln.

Frage:	Antwort:
62. Wie müssen eisen- und säurehaltige Arzneien gegeben werden?	Sie werden zum Schutz der Zähne durch Glasröhren oder einen Strohhalm eingezogen.
63. Was sind **Stuhlzäpfchen**?	Medikamente, die mit Kakaobutter oder Seife u. a. m. in die Form eines halbfingerlangen Kegels gepreßt, vollständig in den After geschoben werden und von dem Darm aus zur Wirkung kommen sollen.
64. Welche Medikamente z. B. kommen in Stuhlzäpfchen zur Anwendung?	Glyzerin, Kokain, Opium, Belladonna.
65. Wie läßt man den Kranken **inhalieren**?	Entweder hält man dem Kranken die geöffnete Flasche vor die Nase, oder man gießt die Flüssigkeit auf ein Stück Zeug oder auf ein in einer Maske befestigtes Schwämmchen.
66. Wie werden harzige und ölige Arzneimittel inhaliert?	Man gießt einige Tropfen auf das in einem Gefäß befindliche kochende Wasser; über das Gefäß wird ein gewöhnlicher Trichter gestülpt, durch den sie eingeatmet werden.
67. Was benutzt man zum Einatmen von Wasserdämpfen?	Den **Inhalierapparat**; das ist ein kleiner Kessel mit Sicherheitsventil und Steigrohr, das rechtwinklig gebogen, den Dampf über ein in dem salzwasserhaltigen Gefäß aufrecht angebrachtes Glasrohr hinleitet. Ein trichterförmiges, weites Glasrohr führt den Dampf nach dem offenen Mund und der Nase des Kranken.
68. Wovor müssen inhalierende Kranke geschützt werden?	Vor Durchnässung, durch Vorlegen geeigneter Schutzdecken.
69. Welcher Apparat ist zum **Einatmen von Sauerstoff** zu empfehlen?	Der Roth-Drägersche.
70. Woraus besteht er?	Aus Sauerstoffbombe, einem Ventil daran, dem Gummisack zur Aufnahme des Sauerstoffs, Manometer und einem Schlauch mit Inhalationsmaske.
71. Wie sieht häufig das Gesicht während der Sauerstoffeinatmung aus?	Gewöhnlich röten sich die Wangen.

Frage:	Antwort:
72. Wie werden Einträufelungen vorgenommen?	Mit Pipetten (Tropfenzählern, Tropfgläsern). (Vgl. F 49, Seite 49.)
73. Wie setzt man den Kranken bei Einträufelungen ins Auge?	Auf einen Stuhl, läßt den Kopf nach hinten über neigen und zieht mit der linken Hand das untere Augenlid nach abwärts. Mit der rechten Hand wird die vorgeschriebene Anzahl Tropfen in den Bindehautsack gebracht. Die Kranken dürfen nicht reiben.
74. Wie warm muß die Tropfflüssigkeit sein?	Stubenwarm, weil Kälte vom Auge als Schmerz empfunden wird.
75. Wie wird der Kopf bei Ohreneinträufelungen gehalten?	Er wird so gebeugt, daß die Gehörgangsöffnung gerade nach oben gerichtet ist.
76. Was soll der Kranke alsbald nach der Einträufelung tun?	Nach Verordnung: das kranke Ohr wieder nach abwärts neigen, damit das Eingeträufelte (Öl) wieder herausläuft. Verschluß des Gehörgangs mit Wattepfropf.
77. Was für Hilfsmittel finden zu Einspritzungen Verwendung?	Irrigator, Ballon- und Stempelspritzen.
78. Wie heißen die Spritzen zu Einspritzungen unter die Haut (subkutane Injektionen)? (Vgl. G 17, Seite 64.)	Pravazsche Spritzen, die 1 ccm Flüssigkeit fassen und entweder am Glaszylinder oder der Stempelstange mit Gradeinteilung in Zehnteln versehen sind.
79. Wie werden sie sterilisiert?	Die auskochbaren durch 15 Minuten langes Auskochen in Sodawasser, halb vollgezogen; die Spritzen mit Leder oder Gummikolben werden in 2%iger Karbolsäurelösung gebrauchsfertig aufbewahrt und vor der Benutzung mehrmals zur Entfernung des Karbols mit abgekochtem Wasser oder steriler Kochsalzlösung durchgespritzt.
80. Wie prüft man, ob eine Spritze überhaupt dicht schließt?	Man hält die Mündung mit einer Fingerkuppe zu und zieht an dem Stempel. Bei guter Dichte der Spritze muß der Kolben mit Stengel sofort federartig zurückschnellen. Oder man schließt die Mündung mit der Fingerkuppe bei herausgezogenem Stempel und

Ausführung ärztlicher Verordnungen.

Frage:	Antwort:
	versucht diesen hineinzuschieben. Das gelingt bei gut funktionierender Spritze überhaupt nicht.
81. Wie wird eine Einspritzung unter die Haut (subkutane Injektion) ausgeführt?	Nach Reinigung der Haut mit Äther oder Benzintupfern, bis diese nach dem Abreiben rein bleiben, wird die Flüssigkeit in die Spritze eingesogen, die Haut mit dem Finger der linken Hand in einer Falte angehoben und die Nadel der zwischen Daumen und Mittelfinger der rechten Hand schreibfederartig gehaltenen Spritze, Zeigefinger jedoch auf der Stempelstange, parallel mit der Körperoberfläche in die Falte gestoßen. Der Stempel wird genau soweit vorgeschoben, als den verordneten Teilstrichen (je $^1/_{10}$ ccm) entspricht. Dann wird die Nadel wieder schnell herausgezogen und eventuell ein kleines Stück Heftpflaster auf die Stichöffnung geklebt.
82. Wie sieht eine Spülkanne (**Irrigator**) aus?	Sie besteht aus einem 1 l haltenden Blech- oder Glasgefäß, an dessen Boden sich ein Hahn befindet. An diesem ist ein 1,5 m langer Gummischlauch befestigt, in dessen anderem Ende ein Ansatzstück (Mutterrohr, Afterrohr) steckt.
83. Wodurch wird der Druck der ausströmenden Spülflüssigkeit geregelt?	Durch Hoch- und Niedrighalten der Spülkanne.
84. Wie werden Nasenspülungen ausgeführt?	Der Kranke muß sitzen und den Kopf vornüberhalten, so daß die Nasenlöcher tiefer stehen, als der Kehlkopf. Er darf nicht schlucken, damit die Spülflüssigkeit nicht in die Ohrtrompeten getrieben wird. Die in das eine Nasenloch eingespritzte Spülflüssigkeit soll aus dem anderen herauslaufen und in untergehaltener Schale aufgefangen werden.
85. Wie weit darf bei **Ohrenausspritzungen** das Ansatzstück der Ohrenspritze oder der Spülkanne nur gebracht werden?	Nur bis an den Gehörgang heran, niemals hinein. Die Ausspritzungen dürfen nur unter mäßigem Druck ausgeführt werden.
86. Was für Spritzen werden zu Harnröhreneinspritzungen ver-	Spritzen von 8—10 ccm Inhalt mit stumpfem Ansatzstück.

Frage:	Antwort:
wendet? (Vgl. G 28, Seite 66.)	
87. Was für **Darmeingießungen** unterscheiden wir?	**Eröffnende** oder entleerende, stopfende, arzneiliche, ernährende.
88. Wie soll dabei der Kranke stets liegen?	In linker Seitenlage; nur unbewegliche Kranke dürfen in Rückenlage bleiben.
89. In welcher Richtung und wie hoch wird das Afterrohr eingeführt?	In der Richtung nach dem Kreuzbein hin, etwa 5—6 cm tief.
90. Was kann man zum Schutze der Darmschleimhaut an dem harten Ansatzrohr anbringen?	Man zieht weiche Gummiröhrchen auf das Ansatzrohr. Stets muß der einzuführende Teil des Ansatzrohres eingefettet werden.
91. Wie hoch wird die Spülkanne gehoben?	So, daß das Wasser gut abläuft, also etwa halbe Schlauchhöhe. Ist der Kranke empfindlich, so unterbricht man den Einlauf vorübergehend durch Senken der Kanne, jedoch nicht unter Afterhöhe.
92. Wie lange soll der Kranke den Einlauf halten?	Etwa 10 Minuten.
93. Was ist ein **Darmrohr**?	Ein 50 cm langer, halbweicher Gummischlauch, der auf besondere ärztliche Anordnung anstatt des Afterrohres in den Darm hoch hinauf geführt wird (Hoher Einlauf).
94. Welche Flüssigkeiten werden zu Einläufen verwendet?	Lauwarmes Wasser mit Zusatz von Seife oder 2 Eßlöffel Öl oder ebensoviel Glyzerin; oder Kamillentee. Es können auch reine Öleinläufe und Glyzerineinspritzungen (Glyzerinspritze, Reinigen des benutzten Gummischlauches durch Aufhängen und Anfüllen mit warmer schwacher Sodalösung!) verordnet werden.
95. Was wird zu stopfenden Einläufen benutzt? (Vgl. E 39, 40, Seite 43.)	Zu stopfenden Einläufen werden Abkochungen von Stärke, Hafergrütze, Leinsamen oder die verschriebenen Medikamente benutzt. Die Menge solcher Einläufe darf nur 00—100 g betragen, stets muß ein Reinigungsklystier ½ Stunde vorher gegeben werden.

Ausführung ärztlicher Verordnungen.

Frage:	Antwort:
96. Welche Hilfsmittel benutzt man zu **Pinselungen**?	Haarpinsel oder umwickelte Holzstäbchen.
97. Was muß nach deren Gebrauch geschehen?	Sie werden womöglich weggeworfen; im Bedarfsfalle tritt Reinigung mit Sodalösung, dann in 3 % iger Karbolsäurelösung ein.
98. Wie darf Kollodium nicht eingepinselt werden?	Ringförmig um Finger, weil es abschnürende Wirkung hätte (vgl. G 150, Seite 81).
99. Was ist ein **Pulverbläser**?	Ein Gummiballon mit Ansatzrohr, zur Aufnahme für die verschiedenen pulverförmigen Medikamente.
100. Was für Medikamente werden häufig durch Pulverbläser angewandt?	Borpulver, Jodoform, Dermatol, Nosophen usw.
101. Womit werden **Einreibungen** vorgenommen?	Mit spirituösen oder öligen Flüssigkeiten, die auf lederne Handschuhe, Reiblappen aus Flanell oder Leder gegeben und nur so lange verrieben werden auf der vorher gereinigten Haut, bis diese bei Fetteinreibungen etc. nur noch einen öligen Glanz zeigt, bei spirituösen, bis nichts mehr auf der Haut zu sehen ist; bei grauer Salbe soll die Haut dann nur noch eine Graufärbung zeigen.
102. Welche unangenehmen Eigenschaften haben viele **Salben**?	Sie beschmutzen die Wäsche, deshalb dürfen die Kranken nur alte Wäsche tragen, wenn die Körperhaut mit Salben behandelt wird.
103. Welche **hautreizenden Mittel** wenden wir in der Krankenpflege an?	**Senfteig,** der aus frisch getrocknetem Senfmehl mit warmem Wasser zu einem dicken Brei angerührt, auf Leinwand gestrichen wird; das Pflaster wird noch warm aufgelegt. Oder man nimmt fertiges **Senfpflaster,** das vor dem Gebrauch mit warmem Wasser angefeuchtet wird; wie Senfpapier wirkt auch Fließpapier, das mit Senfspiritus getränkt ist.
104. Welche Wirkung will man mit den Senfpflastern erreichen?	Nur Rötung der Haut bis zum schmerzhaften Brennen, aber keine Blasenbildung.

Frage:

105. Wie ist es dagegen beim **Spanischen Fliegenpflaster**?

106. Was für Arten von spanischem Fliegenpflaster gibt es?

107. Wie kann dem Kranken **Blut entzogen** werden?

108. Wie wird das blutige **Schröpfen** ausgeführt?

109. Was für eine andere Art des Schröpfens gibt es noch?

110. Was wird beim trockenen Schröpfen bezweckt?

111. Wie wird es ausgeführt?

112. Wie werden **Blutegel** gesetzt?

113. Wie veranlaßt

Antwort:

Das bleibt liegen, bis sich eine Blase gebildet hat, die dann steril aufgeschnitten wird.

Das gewöhnliche spanische Fliegenpflaster, eine dicke schwarzgrünliche Masse, die auf talergroße Leinwandstücke gestrichen, selbst nicht klebt und daher mit Heftpflaster auf der verordneten Körperstelle befestigt wird; oder das immer wirkende Spanisch-Fliegenpflaster, das lange liegen muß, da es nur langsam wirkt; schließlich das Spanisch-Fliegen-Kollodium, das auch talergroß aufgepinselt wird.

Durch blutiges Schröpfen, Blutegelsetzen und Aderlaß (vgl. G 25—26, Seite 65).

Es wird vor dem Aufsetzen des Schröpfkopfes der Schröpfschnepper auf die Haut gesetzt, dessen Messerchen viele kleine Einschnitte in die Haut machen; die zu entnehmende Blutmenge bestimmt der Arzt.

Das trockene.

Starker Hautreiz durch Ansaugung von Blut an der Schröpfstelle.

Der saubere Schröpfkopf wird, nachdem die in ihm befindliche Luft (Öffnung nach unten halten) durch eine Fackel erwärmt ist, ohne die Ränder zu sehr zu erhitzen, auf die gut gereinigte, ärztlich angeordnete Körperstelle aufgedrückt. Beim Erkalten saugt er sich fest. Das Ansaugen kann auch mit Spritzen geschehen, wenn der Schröpfkopf dazu eingerichtet ist.

Die ärztlich bezeichnete Körperstelle wird desinfiziert, wenn nötig rasiert. Der Blutegel wird aus einem flachen Gefäß mit Wasser entweder mit Reagenzgläschen oder einem gebogenen Kartenblatt aufgefangen und mit dem Kopf gegen die Hautstelle gehalten.

Wenn man ihn eine kurze Zeit in Bier

Ausführung ärztlicher Verordnungen.

Frage: man den Blutegel, besser anzubeißen?

Antwort: oder verdünnten Weinessig legt und die Hautstelle mit Zuckerwasser, Blut oder Milch bestreicht.

114. Wie lange bleibt er hängen?

Er fällt von selbst ab, wenn er gesättigt ist, doch kann man ihn durch Bestreichen mit Zucker- oder Kochsalzlösung sofort zum Loslassen bringen.

115. Wie verhält es sich mit der Nachblutung?

Sie wird noch einige Zeit unterhalten durch Wegwischen des Blutschorfes mit sterilen Tupfern; gestillt wird sie dann durch leichten Druck — Heftpflasterwundverband. Gelingt die Blutstillung so nicht, so muß ärztliche Hilfe in Anspruch genommen werden.

116. Was bezweckt die **Biersche Stauung**?

Sie soll durch Anstauung des Blutes in dem betreffenden Gliede heilend wirken, z. B. auf Gelenkerkrankungen.

117. Wie wird sie ausgeführt? (Vgl. H 48—49, Seite 88.)

Eine Gummibinde wird an der vom Arzt bezeichneten Stelle mäßig fest umgelegt. Liegt die Binde richtig, so darf der Kranke keine Schmerzen empfinden; vorher vorhandene Schmerzen pflegen alsbald zu vergehen.

118. Wie lange bleibt die Binde liegen?

22 Stunden, dann treten 2 Stunden Pause ein.

119. Wie unterscheidet sich das Anlegen der Gummibinde bei der Bierschen Stauung und bei der Esmarchschen Blutleere?

Die Staubinde soll nur so weit angezogen werden, daß der venöse Abfluß verhindert wird, während die Gummibinde zur Esmarchschen Blutleere und zur Blutstillung so fest als möglich angelegt wird, damit auch die arterielle Blutzufuhr abgeschnitten ist.

120. Was sind Biersche **Saugglocken**?

Glasglocken mit Kautschukball, die auf eiternde Wunden gesetzt, nach vorherigem Eindrücken des Balles Eiter aus der Wunde saugen und die Blutzufuhr zur Wunde steigern.

121. Wann wird bei der Krankenbehandlung **elektrisiert**?

Bei Lähmungen, Muskelschwäche durch langes Krankenlager, Rheumatismus usw.

122. Wie wird die Elektrizität angewandt?

Entweder als galvanischer (konstanter) oder als faradischer (unterbrochener) Strom. Die Anwendung durch das Pflegepersonal ist bei beiden dieselbe. Es darf stets nur auf ärztliche Anordnung und entsprechend dieser Vorschrift elektrisiert werden.

F. Krankenbeobachtung.

Frage:
123. Welchen Zweck hat die **Massage**?

Antwort:
Es soll durch das Streichen das in den kleinen Blut- und Lymphgefäßen Gestaute weitergeschoben und verteilt und so die Aufsaugung von Ausscheidungs- und Entzündungsprodukten in den Geweben beschleunigt werden; außerdem sollen abgemagerte schwache Muskeln durch Vermehrung der Blut- und Nahrungszufuhr gekräftigt werden.

124. Aus welchen Handgriffen setzt sich die Massage zusammen?

Aus **Streichen** (Effleurage), **Kneten** (Pétrissage), **Reiben** (Friction) und **Klopfen** (Tapotement).

125. Wie wird der Kranke zur Massage vorbereitet?

Behaarte Stellen werden rasiert, stets vor der Massage gut gewaschen und der zu massierende Körperteil für die Pflegerin gut zugänglich gemacht.

126. Wie bereitet sich die Pflegerin zur Massage vor?

Sie streift die Ärmel bis über den Ellbogen hinauf und wäscht sich Hände und Unterarme.

127. Wodurch wird ein besseres Gleiten der massierenden Hand auf der Körperoberfläche ermöglicht?

Durch Schlüpfrigmachen der Haut des Patienten mit reinem Öl, Vaseline, Seifenschaum oder Glätten mit Puder, am besten Borpulver. Die Benutzung von Fetten führt häufig zu Hautausschlag und Furunkulose.

128. Was geschieht nach dem Massieren?

Der massierte Körperteil wird wieder gut gewaschen oder der Kranke gebadet.

129. Welche Wirkung können wir durch **Wasserbehandlung** erzielen?

Wärmeentziehung, Wärmesteigerung, Beruhigung und Erregung.

130. Wie wird das Wasser angewandt, um die Körpertemperatur herabzusetzen?

Die schonendste Form sind kühle Ganzwaschungen; energischer wirken mehrfach wiederholte kühle Einwickelungen, Duschen und Güsse; sehr wirksam sind kühle Bäder mit kalten Übergießungen.

131. Wie wird örtliche Wärmeentziehung erreicht?

Durch kalte oft gewechselte Umschläge oder durch Eisbeutel und Kühlschlangen.

132. Wie erzeugt man Wärmesteigerung des Körpers und Schweißausbruch?

Durch kühle Einwickelungen, die allmählich durch Stauung der Körpertemperatur Wärmegefühl und schließlich Schweißausbruch hervorrufen (Schwitzpackung, eine Stunde); verstärkt wird die Wirkung durch

Ausführung ärztlicher Verordnungen.

Frage:	Antwort:
	ein vorher verabreichtes Bad mit Frottieren der Haut und Trinken schweißtreibender Tees. Ferner durch Dampf-, Heißluft-, Sand- und elektrische Bäder.
133. Wie erzeugt man örtliche Wärmesteigerung?	Durch Wärmflaschen und Wärmschlangen, warme und heiße Umschläge, Breiumschläge (Kataplasmen), Thermophore, sowie örtliche Heißluft- und Sandbäder.
134. Welche allgemeine Maßregeln hat der Pfleger zu beachten?	Keins der genannten Verfahren darf ohne ärztliche Anordnung angewandt werden, weil dem Kranken zu unrechter Zeit leicht Schaden gebracht werden kann. Große Vorsicht gehört zum Vermeiden von Verbrennungen und Erfrierungen (durch genügenden Deckenschutz). Bei eingetretener Verschlimmerung im Befinden des Kranken oder schlechtem Bekommen der ersten Abreibungen, Bäder etc. muß der Arzt um Instruktion vor dem Verabreichen der weiterhin angeordneten Behandlung befragt werden.
135. Wann sollen eingreifende Bäder, Duschen usw. nicht vorgenommen werden?	Wenn die Kranken erhitzt sind, oder bei vollem und völlig nüchternem Magen.
136. Wann treten leicht Kongestionen nach dem Kopf ein?	In zu warmen Räumen oder bei hohen Wärmegraden des Bades. Deshalb müssen für diese Fälle nasse kalte Lappen für den Kopf bereit sein.
137. Wie werden Waschungen des ganzen Körpers vorgenommen? (Vgl. D 15 Seite 30.)	Nacheinander werden die einzelnen Teile: Kopf, Hals, Gliedmassen, Rumpf mit Schwamm oder weichem Tuch gewaschen und sofort frottiert, während der entkleidete Kranke unter der Bettdecke liegt. Abwaschungen in der Fußbadewanne stehend (Schwemmbad) kann der Kranke allein ausführen.
138. Was ist ein Regenbad?	Übergießungen des ganzen Körpers durch die Brause.
139. Was ist ein Lakenbad?	Übergießungen während einer nassen Einwickelung. Im übrigen werden die Güsse während der Bäder vorgenommen, gewöhnlich nur in den Nacken.

F. Krankenbeobachtung.

Frage:	Antwort:
140. Was für Arten von Duschen gibt es?	Strahlenduschen, Regenduschen, Fächerduschen, Dampfduschen; bei der schottischen Dusche wird der Strahl allmählich kühler, dann wieder wärmer, bei der Wechseldusche abwechselnd kalt und heiß.
141. Wie werden nasse Einwickelungen ausgeführt?	Über eine Matratze wird eine wollene Decke und darüber ein in Wasser von 22° getauchtes ausgerungenes Bettlaken gebreitet. Der Kranke wird darauf gehoben und schnell Laken und Deckenwände über ihn, Arme an den Rumpf, zusammengeschlagen. Ein trokkenes Leinentuch, an das Kinn gelegt, verhindert das Reiben der wollenen Decke.
142. Wie werden trockene Einwickelungen ausgeführt?	Entsprechend den nassen, nur ohne Wasser. Flieder- und Lindenblütentee unterstützen den Schweiß (vgl. F 52, Seite 49).
143. Wie wirken die nassen Einwickelungen?	Abkühlend, wenn sie oft, alle 10 Minuten, gewechselt werden (2. Bett); wenn sie liegen bleiben, erwärmend, sogar schweißtreibend. (Nachbehandlung vgl. H 10—15, Seite 84.)
144. Wie werden kalte Abreibungen ausgeführt?	Der stehende, nackende Kranke wird ebenfalls mit nassen (22° C) Bettlaken eingewickelt, erst der Rumpf, dann werden noch die Arme mitgenommen. Nun wird schnell in langen Zügen frottiert; am Bauch kreisförmig.
145. Wie werden Abklatschungen vorgenommen?	Das nasse Tuch wird mit leichtem Klatschen gegen den Körper angeschlagen. Sie verursachen einen Reiz, Erregung.
146. Wie können Umschläge sein?	Kalt oder warm. Zu kalten Umschlägen werden wenigstens 3 Kompressen aus Mull oder Leinwand in großen Gefäßen mit kaltem Wasser, dem unter Umständen Eisstückchen zugesetzt werden, abwechselnd gebrauchsfertig gemacht.
147. Wie oft müssen kalte Kompressen erneuert werden?	Alle 2—5 Minuten.
148. Was sind Eiskompressen?	Solche, die auf trockenen Eisblöcken gekühlt sind.
149. Was braucht man zu feuchtwarmen Umschlägen?	Zu feuchtwarmen (**hydropathischen**) Umschlägen braucht man Leinen, Billroth-, Mosetig-Battist oder Guttaperchapapier, Flanelltuch oder Flanellbinde.

Ausführung ärztlicher Verordnungen. 61

Frage:	Antwort:
150. Wie legt man den Umschlag um die Brust an?	Man legt das Flanelltuch, dann den wasserdichten Stoff, schließlich die nasse Kompresse (Handtuch), gut ausgerungen quer über das Bett, dann den Kranken darauf und schließt einzeln die verschiedenen Schichten über der Brust. Zwei über die Schultern gelegte Flanellbindenstreifen verhindern ein Verschieben des Umschlags.
151. Was geschieht nach Abnehmen des Umschlags?	Abwaschen mit lauwarmem Wasser, Frottieren und Umlegen eines warmen Tuches. Auf Anordnung wird die feuchte Kompresse auch in einem warmen Bade entfernt.
152. Wie lange bleibt ein solcher Umschlag liegen?	3—4 Stunden.
153. Was ist ein **Prießnitzscher** Umschlag?	Ein hydropathischer Umschlag ohne wasserdichten Stoff.
154. Wie legt man heiße Wasserumschläge an?	Es werden dicke Leinen- oder Flanellkompressen in heißem Wasser so warm gemacht, daß man sie eben noch anfassen kann, dann aufgelegt und mit undurchlässigem Stoff oder Wollzeug bedeckt, was die schnelle Abkühlung verhindert.
155. Wie legt man **Breiumschläge** (Kataplasmen) an?	Kochend heißer Leinsamen, Hafergrützbrei oder Kartoffeln (gequetscht), in Leinensack gewickelt, werden über ein Leinentuch aufgelegt.
156. Wie sieht ein Kataplasmenwärmer aus?	Es ist ein Wasserbadblechkasten, in dem die wegen des leichten Sauerwerdens öfter neu hergestellten Breiumschläge über einer Spiritusflamme erhitzt werden.
157. Wie erzielt man trockene **Hitzeeinwirkung** auf einzelne Körperteile?	Durch angewärmte Kissen mit Spreu, Kleie, Mehl, oder trockenen Kräutern, durch heiße Ziegel, Topfdeckel, Marmorplatten, Wärmflaschen (halbgefüllt, damit sie nicht springen). Schutz vor Verbrennungen durch Leinentücher! Thermophore (mit einer Salzmischung gefüllte Gummikissen) einmal aufgekocht, halten die Wärme sehr lange.
158. Was sind **Bähungen**?	Die Einwirkung heißer Dämpfe auf einzelne Körperteile. Über ein Gefäß mit dampfendem Wasser werden Bindenstreifen gespannt, auf die das Glied gelegt wird, oder es wird ein umgekehrter Trichter auf den Topf gesetzt.

Frage:	Antwort:
159. Woraus bestehen **Eisblasen**, Eisbeutel u. Eisflaschen, Eiskrawatten?	Aus einer Gummi- oder besonders geformten Blechhülse mit Öffnung, durch die das Eis in kleinen Stücken eingefüllt wird.
160. Was muß stets zwischen Haut und Eisblase gelegt werden?	Ein Leinentuch, damit keine Erfrierung eintritt.
161. Was muß geschehen, wenn die Eisbeutel drücken?	Sie werden an Reifenbahren aufgehängt, so daß sie die kranke Stelle nur eben berühren.
162. Wie regelt man die Temperatur bei **Kälte-** und **Wärmeschlangen?**	Durch einen Abstellhahn; je schneller das kalte Wasser durchfließt, desto größer ist die Abkühlung.
163. Was sind **Sandbäder?**	In einen sehr großen Kasten oder hölzerne Badewanne wird eine ca. 25 cm hohe Schicht heißen Sandes (ca. 40° C) geschüttet. Darauf legt sich der Kranke. Nun wird der ganze Körper noch mit heißem Sand bedeckt, darüber wollene Decken, die die Wärme halten. Reinigungsbad. Es können auch örtliche Sandbäder verordnet werden.
164. Was sind **irisch-römische Bäder?**	Bei denen heiße Luft auf den ganzen Körper einwirkt.
165. Wie können **Heißluftbäder** im Krankenzimmer improvisiert werden?	Wenn die Kranken auf einem Stuhl sitzen können: durch Umschlagen dicker Tücher und Anbrennen einer Spiritusflamme unter dem Stuhl.
166. Ihrer Wirkung ähnlich sind welche Bäder?	Die elektrischen Lichtbäder.
167. Wenn die Kranken liegen müssen, wird das Heißluftbad wie gegeben?	Dann wird die Hitze durch eine Blechröhre unter die Bettdecke, die durch Reifenbahren vom Kranken ferngehalten wird, gebracht.
168. Was gehört zu örtlichen Heißluftbädern?	Ein Holzkasten mit Vorrichtungen aus Gummistoff, die einen vollständigen Luftabschluß des zu behandelnden Gliedes ermöglichen. Sehr praktisch sind die Heißluftapparate von Hülsinger.
169. Wie hoch soll die Temperatur sein?	100—120° C, im allgemeinen 105° C.
170. Wie werden **Dampfbäder** gegeben?	In Anstalten als russische Bäder, bei denen der Patient auf Lattenrosten liegt; im Hause als Kastendampfbäder.

G. Hilfeleistung bei der Krankenuntersuchung und -behandlung,

namentlich bei der Wundbehandlung; Lagerung und Versorgung verletzter Glieder, Notverband, Hilfeleistung bei Operationen sowie bei der Betäubung, Vorbereitung des Verbandmaterials und der Instrumente.

1. Hilfeleistung bei der ärztlichen Untersuchung.

Frage:

1. Wie hat das Pflegepersonal den ärztlichen Besuch vorzubereiten?

2. Was ist bereit zu halten, wenn der Kranke über **Halsschmerzen** klagt?

3. Was ist bereit zu halten für **Augenuntersuchungen**?

4. Was ist bereit zu halten für **Ohrenuntersuchungen**?

5. Was ist bereit zu halten für **Kehlkopfuntersuchungen**?

6. Was ist bereit zu halten für Untersuchungen des **Afters** und auf **Frauenleiden**?

7. Wohin gehört stets die Lichtquelle?

8. Wie wird der bettlägerige Kranke entblößt zur Untersuchung der **Brust**?

Antwort:

Es sorgt für Ruhe im Zimmer, für gute und gleichmäßige Beleuchtung und Zugänglichkeit der Lagerstätte. Alle Untersuchungsinstrumente, chemische Reagenzien, Verbandstoffe, und im Nebenraum die etwa aufgehobenen Ausscheidungen müssen bereit stehen (vgl. F 26—37, Seite 46).

Mundspatel, Licht oder Lampe, Hohlspiegel (Reflektor).

Licht und Augenspiegelbesteck.

Ohrentrichter in 3 Größen, sowie Watte und gebogene Pinzette, Licht und Stirnspiegel.

Kehlkopfspiegel, Spirituslampe, Mullstücke zum Zungenhalten, Speischale und ebenfalls Licht und Stirnspiegel.

Vaseline oder Öl, Gummifinger oder Gummihandschuhe.

Seitlich vom Kopf des Kranken. Der Arzt fängt mit dem vor sein Auge gehaltenen Hohl- oder Stirnspiegel die Lichtstrahlen auf und reflektiert sie an die zu untersuchende Stelle.

In **Rückenlage** des Kranken wird das Hemd unter dem Rücken bis zur Schulterblattgegend und vorn bis zum Schlüsselbein zusammengerollt. Die Bettdecke wird bis zur Nabelgegend herabgezogen. Stets soll

Frage:	Antwort:
9. Wie wird der bettlägerige Kranke entblößt zur Untersuchung des **Rückens**?	bei Untersuchungen des Bauches das Schamgefühl des Kranken geschont werden! Das bis zum Nacken hinaufgestreifte Hemd muß von der Pflegerin bei sitzenden Kranken gehalten werden. Kopfpolster und Rückenstütze müssen entfernt werden, damit der Arzt bequem untersuchen kann.
10. In welcher Stellung kann der Rücken eines männlichen Kranken noch untersucht werden?	Im Reitsitz auf einem Stuhle.
11. Wie stellt sich der Kranke zur Untersuchung der Aftergegend?	Über eine Stuhllehne gebeugt.
12. In welchen anderen Stellungen kann man noch untersuchen?	In **Seitenlage, Querbettlage, Knieellenbogenlage.**
13. Wie wird die zu untersuchende Person in **Querbettlage** gebracht?	Sie wird in der Querrichtung aufs Bett gelegt, die gespreizten Beine werden entweder von Gehilfen gehalten oder je auf einen Stuhl gestellt. Kopfpolster!
14. Wie nimmt der Kranke **Knieellenbogenlage** ein?	Er kniet auf einem durch Kissen gepolsterten Untersuchungstisch und beugt den Oberkörper so weit, daß er sich auf die Ellenbogen und Unterarme stützen kann.
15. Wie hält man ein **Kind** zur Untersuchung des **Rachens**?	Die Pflegerin nimmt das Kind auf den Schoß oder setzt sich seitlich direkt dahinter auf einen Tisch und hält mit der rechten Hand den Kinderkopf an der Stirn, mit dem anderen Arm faßt sie hinter dem Rücken des Kindes so, daß sie beide Kinderarme an sich drückt, oder so, daß sie die vor dem Leib des Kindes verschränkten Hände festhält.

2. Vorbereitung ärztlicher Eingriffe.

16. Welche **ärztlichen Eingriffe** hat das Pflegepersonal **vorzubereiten**?	Injektionen, Punktionen, Infusionen, Magenausheben, Aderlaß, Katheterisieren, Luftröhrenschnitt, große Verbände und große Operationen mit Narkose (s. auch S. 75).
17. Was muß bereit sein zur Ausführung	Benzin oder Äther und Watte zum Reinigen der Haut, sodann sterile oder des-

Vorbereitung ärztlicher Eingriffe.

Frage:	Antwort:
einer **Injektion**? (Vgl. F 79—81, Seite 52.)	infizierte Injektionsspritze, Injektionsflüssigkeit (Morphium, Kampfer, Jodoformöl usw.).
18. Was muß bereit sein zur Ausführung einer **Punktion**?	Wasser, Seife und Bürste, antiseptische Flüssigkeit zum Desinfizieren der Haut; Punktionsspritze (Troikart) mit Hohlnadel, Gummischlauch, graduiertes Gefäß mit etwas Borlösung zum Auffangen der Punktionsflüssigkeit, Heftpflasterverband.
19. Was muß bereit sein zur Ausführung einer **Infusion**?	Wie vorher zur Reinigung, sodann sterilisierter Trichter mit Schlauch und Hohlnadel. Infusionsflüssigkeit (s. Nr. 20).
20. Was ist **physiologische Kochsalzlösung**?	0,8 prozentige Auflösung von Kochsalz in Wasser.
21. Wie wird die **Kochsalzinfusion** ausgeführt?	Die sterile Kochsalzlösung wird 39° warm in den sterilen Trichter gegossen, den ein Gehilfe hält. Der Arzt hebt nach gründlicher Desinfektion die Haut der Brust oder des Oberschenkels in einer Falte an und sticht unter fließendem Wasser (das kalte vorher ablaufen lassen!) die Hohlnadel durch die Haut ins Unterhautzellgewebe.
22. Was muß bereit sein zum **Magenausheben**?	Magenschlauch, Spitzglas, trockenes Tuch, Speischale, ein Glas Wasser.
23. Was muß bereit sein zum Magenspülen?	Außerdem ein Verbindungsstück, Gummischlauch, Trichter, Eimer, lauwarmes Wasser und eventuell Salzsäure oder Karlsbader Mühlbrunn.
24. Was ist ein Probefrühstück?	Es besteht aus einer Tasse ($^1/_4$ l) schwarzen Tees und 40 g (altbackener) Semmel; es wird $^3/_4$ bis 1 Stunde vor dem angesetzten Aushebern dem Kranken verabreicht.
25. Was wird gebraucht zum **Aderlaß**? (Vgl. F 107, Seite 56.)	Gummi- oder Cambricbinde, Skalpell, die Hohlnadel einer Probepunktionsspritze, graduiertes Gefäß, Verbandstoff.
26. Wie wird der Aderlaß ausgeführt?	Bei hängendem Arm wird hoch oben die Gummi-(Stau-)binde angelegt. Der Arzt schneidet in der gut desinfizierten Ellenbeuge über einer der großen Venen die Haut leicht ein und sticht die Hohlnadel hinein. Das aus der Nadel tropfende oder fließende Blut wird in dem graduierten Gefäß aufgefangen.

Frage:	Antwort:
27. Was muß bereit sein zum **Luftröhrenschnitt**?	Skalpell, Unterbindungspinzetten und Fäden, Wund- und Sperrhäkchen und mehrere Kanülen.
28. Was muß bereit sein zum **Katheterisieren**?	Für Frauen kurze ausgekochte Glaskatheter; für Männer ausgekochte Metallkatheter, ferner in Sublimat desinfizierte, mit Kochsalzlösung durchgespülte Mercier- oder die weichen auskochbaren Nelatonkatheter, je nach Anordnung; außerdem eine Harnröhrenspritze (vgl. F 86, Seite 53) und steriles flüssiges Paraffin. Stets eine Schale zum Auffangen des Urins und Desinfektionsflüssigkeit zum Reinigen der Harnröhrenmündung.
29. Wann nur darf die Pflegerin mit dem Einführen des Katheters beginnen?	Wenn sie deutlich die Harnröhrenmündung vor Augen hat!

3. Wundbehandlung.

30. Was ist eine Wunde?	Als Wunde bezeichnet man im allgemeinen jede Zusammenhangstrennung der Haut.
31. Wodurch kann eine Wunde verursacht sein?	Durch scharfe oder stumpfe Gewalt.
32. Demnach unterscheiden wir was für Arten von Wunden?	Schnitt-, Hieb-, Stich-, Quetsch-, Riß-, Biß- und Schußwunden.
33. Welche Teile und Besonderheiten unterscheiden wir an einer Wunde?	Die **Wundöffnung**, die schlitzförmig sein kann oder klaffen, die **Wundränder**, die glatt oder unregelmäßig, zackig und eingerissen, die **Wundflächen**, die ebenfalls entweder glatt oder nischenförmig ausgebuchtet sind. Die Wundöffnungen bei Schußwunden heißen Ein- und Ausschußöffnungen, der sie verbindende **Wundkanal** heißt Schußkanal, er kann jedoch auch blind enden.
34. Was sind weitere Merkmale einer Wunde?	Blutung und Schmerz als Folge der verletzten Gefäße und Nerven.
35. Wodurch werden Wunden gefährlich?	Durch ihre Größe und die Lebenswichtigkeit der getroffenen Stelle; durch Blutung

Wundbehandlung.

Frage:	Antwort:
	und Eindringen von Krankheitskeimen und Giften.
36. Wie können Wunden heilen?	Durch **erste Verklebung** oder unter Eiterung durch Bildung von wildem Fleisch (**Granulationen**).
37. Welche Art der Heilung erstreben wir?	Die Heilung durch erste Verklebung; sie dauert nur wenige Tage und gibt eine schmale Narbe.
38. Unter welchen Bedingungen können Wunden nur durch erste Verklebung heilen?	Bei inniger Vereinigung der Wundränder und bei Keimfreiheit.
39. Wodurch wird die Vereinigung der Wundränder erreicht?	Durch den Verband oder durch Naht.
40. Was kann die Wundheilung erschweren?	Schwere Quetschung der Wundränder, sodaß einzelne Teile sich abstoßen; Fremdkörper, wie Sand, Haare, Holz- und Glassplitter, Geschosse; Blutgerinnsel bei einer Nachblutung; schließlich unruhige Haltung des verletzten Teiles und mangelhafte Verbände. Außerdem Wundinfektion mit ihren Folgen.
41. Wie verhindern wir das Eindringen der Ansteckungskeime aus der Umgebung der Wunde? (Vgl. B 32, Seite 19.)	Wir desinfizieren vor Setzen der Wunde, also vor Operationen, die betreffende Hautstelle (vgl. G 109, Seite 76) und reinigen bei jeder anderen Wunde die Umgebung mit Benzin, Äther (oder ähnlichem), ohne daß aber Reinigungsflüssigkeit in die Wunde gelangt.
42. Wie erreichen wir, daß der die Wunde verursachende Gegenstand (Operationsinstrumente) keimfrei ist?	Durch Sterilisieren, d. h. 15 Minuten Kochen in Sodalösung (vgl. G 102—104, 107 Seite 75).
43. Wie schützen wir die Wunde vor **nachträglicher** Verunreinigung?	Durch einen sterilen Verband (vgl. G 88, Seite 73), durch Vermeiden jeder Berührung mit den Händen — da die Hände nur desinfiziert, nicht sterilisiert werden können, sind sie nie als vollständig keimfrei zu betrachten! — und unreinen Instrumenten.

5*

Frage:	Antwort:
44. Wie wird die Sterilisation der Verbandstoffe vorgenommen?	Im **Wasserdampfapparat**, so daß auch die innerste Schicht (locker packen!) wenigstens eine Stunde dem strömenden Dampf ausgesetzt ist.
45. Wie sieht der Wasserdampfapparat aus?	Er besteht aus einem doppelwandigen zylindrischen Gefäß, dessen Innenraum die zu sterilisierenden Sachen aufnimmt, während der Raum zwischen den Wandungen für den Wasserdampf da ist.
46. Welche Fehler können bei der Bedienung des Sterilisierapparates unterlaufen?	Durchbrennen des Kessels infolge nicht rechtzeitigen Füllens des Kessels mit Wasser; Naßwerden der zu sterilisierenden Wäsche (rechtzeitig den Lufthahn öffnen!); Vereiteln der Sterilisation durch Vergessen des Öffnens der Trommellöcher oder zu spätes Schließen derselben.
47. Wie werden die Instrumente sterilisiert?	Durch Auskochen werden alle Instrumente, die aus Metall bestehen, sterilisiert, nicht aber Instrumente aus Holz, mit Lack überzogene (englische oder französische Katheter), Spritzen mit Lederstempel. Nelatonkatheter dürfen mit Sodawasser gekocht werden, aber nicht mit metallenen Instrumenten zusammen (vgl. G 28, 102, Seiten 66 und 75).
48. Wie werden diese Gegenstände desinfiziert?	Mit Karbolwasser, 1%iger Formaldehydlösung, Seifenspirituslösung oder 1%oiger Sublimatlösung, je nach ärztlicher Vorschrift.
49. Wie geschieht die vorschriftsmäßige **Händedesinfektion**?	a) Abbürsten der bis zum Ellenbogen entblößten Vorderarme und Hände in möglichst fließendem, sonst mehrfach gewechseltem, heißen Wasser mit Seife und Bürste **5 Minuten** lang. b) Reinigen der Nägel und des Nagelfalzes mit dem Nagelreiniger. c) Fortsetzung der Waschung mit Heißwasser, Bürste und Seife weitere **5 Minuten.** d) Nach Abspülung des Seifenschaumes: Desinfektion **5 Minuten** lang durch erneutes Waschen in 1%oiger Sublimat-

Frage:	Antwort:
	lösung, Alcohol absol., Lysol oder anderem Desinfektionsmittel. — Abtrocknen der Arme darf nur mit sterilen Handtüchern stattfinden (frischgewaschene genügen nicht!), ist jedoch nicht erforderlich. Mit den desinfizierten Händen darf nichts Unsteriles berührt werden (kein Wasserhahn)!

4. Wunddesinfektionsmittel.

Frage:	Antwort:
50. Welche Desinfektionsmittel haben wir zur Wundbehandlung und wie werden sie zubereitet?	**Sublimatlösung** 1:1000, oder schwächer 1:5000, wird hergestellt durch Lösung einer rosaroten Sublimatpastille zu 1,0 g in 1—5 l lauwarmen Wassers.
51. Was darf nicht mit Sublimat in Berührung gebracht werden?	Metall: Fingerringe, Instrumente!
52. Wie wird **Karbolsäurelösung** hergestellt?	(3%—5%ige Lösung): 30 oder 50 ccm verflüssigte Karbolsäure wird mit lauwarmem Wasser zu 1 l Flüssigkeit aufgefüllt und gut durchmischt.
53. Wie wird **Kresolseifenlösung** hergestellt, wie Lysol?	(1%ige Lösung): 10 ccm der flüssigen Seife werden mit lauwarmem Wasser bis zu 1 l aufgefüllt. Lysol: 1 Eßl. auf 1 l Wasser.
54. Wie wird **Weingeist** (Spiritus) verwendet?	86%ig (Alcohol. absol. = 99%): verdünnt mit ⅓ Wasser zum Desinfizieren trockener Gegenstände (60%), sonst unverdünnt; auch als Seifenspiritus wird Weingeist verwendet.
55. Wie wird **Höllensteinlösung** verwendet?	½, 1 bis 10%ig zu Pinselungen und dünner zu Spülungen.
56. Wie wird **essigsaure Tonerdelösung** hergestellt?	(1—1½%ig): Ein Eßlöffel Liquor Aluminii acetici auf ein Wasserglas Wasser.
57. Wie wird **Borsäurelösung** hergestellt?	3%ig, wie 58.
58. Wie wird **Borsalizylsäurelösung** hergestellt?	(3%ig): 30 g Borsäure und 30 g reine Salizylsäure in 1 l heißen Wassers gelöst.

Frage:	Antwort:
59. Wie wird **Bleiwasser** hergestellt?	Als 2%ige Auflösung von Bleiessig.
60. Was für antiseptische Pulver verwenden wir zur Wundbehandlung?	Dermatol, Nosophen, Noviform, Wismut, Borsäure usw., seltener Jodoform wegen des Geruches und der Vergiftungsgefahr (Ekzem).

5. Erkennen und Versorgung von Verletzungen.

61. Was verstehen wir unter **Verletzungen**?	Jede Schädigung des Körpers durch äußere Gewalt.
62. Besteht dabei stets eine Hautwunde?	Nein, nur bei den blutigen Verletzungen. Es sind aber häufig unter der unverletzten Haut Knochen, innere Organe usw. mehr oder weniger schwer getroffen.
63. Wovon hängt die Schwere der Verletzung ab?	Abgesehen von der Ausdehnung und Größe der Gewalteinwirkung, hängt die Schwere der Verletzung von der Lebenswichtigkeit der getroffenen Organe ab. Die Verletzung der Knochen und Gelenke, besonders, wenn sie mit Wunden verbunden sind (komplizierte Brüche), sind ernster, als reine Weichteilverletzungen. Die Verletzungen von Gehirn, Nerven, großen Gefäßen und Eröffnung der großen Körperhöhlen sind stets als schwer zu bezeichnen.
64. Was sind die Zeichen einer stattgehabten **Quetschung**?	Schmerz, behinderte Bewegung, Blutunterlaufung, Anschwellung durch den Bluterguß.
65. Quetschungen, die welche Körpergegend treffen, sind als besonders ernst aufzufassen?	Quetschungen des Leibes (durch Schlag, Hufschlag, Fußtritt, Stoß) können durch Shockwirkung den sofortigen Tod herbeiführen, oder es entstehen dabei innere Zerreißungen, Blutungen (vgl. H 42—45, Seite 87).
66. Dürfen solche Verletzte gelabt werden? (Vgl. E 17, 18, Seite 41.)	Trotz des Durstgefühls sollen sie nicht trinken, damit bei etwa zerrissenem Magen oder Darm nicht noch mehr Inhalt in die freie Bauchhöhle gelangt; nur der Mund darf gespült werden (Eispillen).
67. Welches Symptom deutet bei Verletzungen des Bauches oder des Kopfes	Übelkeit und Erbrechen, Pulsveränderung (Verlangsamung bei Gehirnerschütterung!) (vgl. H 56, Seite 89).

Erkennen und Versorgung von Verletzungen.

Frage:	Antwort:
auf den Ernst des Unfalles hin?	
68. Wie müssen alle derartig Verletzte behandelt werden?	Sie dürfen nicht gehen, sondern werden auf einer Trage befördert und weiterhin ärztlich beobachtet.
69. Woran erkennt man einen **Knochenbruch**?	An der Unfähigkeit, ein Glied zu gebrauchen und Schmerz beim Versuch dazu, ferner an der wide natürlichen Lage und Verkürzung, schließlich an der Beweglichkeit an einer Stelle, wo kein Gelenk ist und an dem Reiben der aneinander beweglichen Bruchenden; letztere beiden Merkmale dürfen nur vom Arzt festgestellt werden.
70. Woran kann die Pflegerin bisweilen eine **Verrenkung** erkennen?	Die Gelenke zeigen gegen die gesunden eine ungewöhnliche Formveränderung und sind nur unter Schmerzen — ein wenig — beweglich.
71. Was ist eine Verrenkung?	Die Verdrängung zweier Knochen aus ihrer natürlichen Gelenkverbindung.
72. Was ist eine **Verstauchung**?	Die vorübergehende Verschiebung zweier Knochen aus ihrer natürlichen Gelenkverbindung mit Zerrung und Zerreißung der Gelenkbänder.
73. Was sind die Kennzeichen der stattgehabten Verstauchung?	Schmerz beim Versuch, das Gelenk zu bewegen, baldige Anschwellung und Blutunterlaufung; alles bei Ausschluß eines Knochenbruches oder einer Verrenkung!
74. Was für Knochenbrüche unterscheiden wir?	**Komplizierte,** d. s. solche mit Verletzung der Haut, und **einfache Knochenbrüche,** bei denen keine Wunde vorhanden ist.
75. Wann muß die Pflegerin an S c h ä d e l b r u c h denken?	Wenn nach Fall oder Stoß gegen den Kopf Erbrechen, Zuckungen der Glieder und besonders Blutungen aus dem Ohr auftreten.
76. Wie wird der Verletzte beim Transport gelagert?	In Rückenlage mit mäßig erhöhtem Kopf.
77. Wie werden Brüche des U n t e r k i e f e r s verbunden?	Durch eine Kinnschleuder oder ein um Kinn und Scheitel gelegtes Tuch.
78. Wie hat die Pflegerin bei Verdacht auf Bruch der W i r b e l s ä u l e und des B e k -	Der Kranke muß unbeweglich fest auf eine Trage gelagert werden, auf der er bis zum Ende des notwendigen Transportes liegen bleiben kann. Die Polsterung geschieht so,

Frage:	Antwort:
kens (Harnverhaltung, blutiger Harn!) zu handeln?	daß der Kranke womöglich keine Schmerzen mehr empfindet.
79. Wie werden Rippen-, Schlüsselbein- und Armbrüche von der Pflegerin versorgt?	Es genügt in den meisten Fällen ein gut angelegtes Armtragetuch; unter Umständen wird außerdem eine Papphülse zur Schienung des Bruches benutzt. Bei Rippenbrüchen gewährt schon ein straff um die Brust gelegtes Tuch Erleichterung. Bei komplizierten Brüchen natürlich erst Wundverband!
80. Wie lagert man die Beine zweckmäßig bei Oberschenkelbrüchen?	Auf der doppelt geneigten schiefen Ebene, Polster unter die Knie, die Oberschenkel oberhalb der Knie mit einem Tuch zur Stütze aneinander gebunden.
81. Wie werden im allgemeinen die verletzten Glieder stets gelagert?	Die verletzte Stelle wird stets hoch gelagert (Anfassen der Gliedmaßen vgl. D 4—9, Seite 29; Lagerung vgl. Seite 31).
82. Wie verhält sich die Pflegerin, wenn sie nicht erkennen kann, ob ein Knochenbruch vorliegt?	Sie verhält sich so, als ob sie es mit einem Knochenbruch zu tun hätte.

6. Notverband.

83. Was hat die Pflegerin selbständig für Hilfe zu leisten bei sogenannten frischen Verletzungen?	Bei frischen Verletzungen muß die Pflegerin nach der Entkleidung des verletzten Teiles zunächst versuchen, die Art und Schwere der Verletzung festzustellen. Jedes Untersuchen muß aber dabei unterbleiben. Nach etwaiger Blutstillung folgt Anlegen des Wundverbandes, Schienung und Lagerung. Verboten sind alle Einrichtungsversuche bei Knochenbrüchen, selbstredend auch jede Berührung einer Wunde mit den Fingern (vgl. 43, Seite 67).
84. Wie wird die Entkleidung des verletzten Körperteils vorgenommen?	Wenn sich die Kleidung nicht leicht ausziehen läßt, werden die Sachen, auch die Stiefel, womöglich in den Nähten aufgeschnitten.
85. Wie handelt die Pflegerin, wenn die Wunde grob verunreinigt ist?	Grobe Fremdkörper, wie Steine, Holzstücke, Kleiderfetzen, darf sie mit steriler Pinzette entfernen; denn auch bei verunreinigten Wunden ist die Berührung mit den

Notverband.

Frage:	Antwort:
	Fingern, selbst nachdem diese desinfiziert sind, unbedingt verboten. Das Ausspülen von Wunden ist im allgemeinen nur auf ausdrückliche ärztliche Anordnung vorzunehmen, weil leicht durch Spülung die Verunreinigungen (Sand usw.) in Ausbuchtungen und Nischen der Wundflächen gebracht werden könnten.
86. Soll die Wundumgebung gereinigt werden? (Vgl. G 41, Seite 67.)	Wenn möglich, soll sie mit Äther oder Benzin gereinigt werden, nachdem sie — wenn nötig — rasiert ist. Es darf aber weder Seifenschaum noch Flüssigkeit in die Wunde selbst gelangen.
87. Wie verhält sich die Pflegerin, wenn bei schweren Verletzungen Eingeweideteile aus einer Wunde hervorquellen?	Sie bedeckt diese mit sterilen Kompressen; sie darf niemals versuchen, aus der Wunde vorgefallene Teile zurückzubringen.
88. Wie soll der Wundverband beschaffen sein?	Er soll stets trocken sein, weil unter lange liegendem feuchten Verband sich oft Krankheitskeime entwickeln. Der Wundverband besteht nur aus sterilem Mull (auf blutende Wunden darf nicht direkt Watte gebracht werden, weil sie verbäckt), darüber sterile weiße Watte und Binde.
89. Was trägt zweckmäßig die Pflegerin zum Notverband stets bei sich?	Ein **Verbandpäckchen**, in dem sich eine Mullkompresse und Binde befindet, wie sie bei der Armee eingeführt sind.
90. Wie faßt man Watte oder eine Mullkompresse an, wenn man keine Möglichkeit hat, sich die Hände zu desinfizieren?	Man faßt nur die Ecken an und bringt auf die Wunde eine frisch abgehobene Schicht des Verbandstoffes, ohne diese zu berühren.
91. Was eignet sich zu **Notschienen**? (Nottragen vgl. D 62—63, Seite 36.)	Alle genügend langen und festen Gegenstände, besonders rinnenförmige, z. B. Pappe, Bretter, Zweige, Baumrinden, Strohmatten, Linoleum, zusammengelegte Kleidungsstücke und Decken; als Polstermaterial gelbe Watte, Werg, Jute, Heu, Gras, Moos.
92. Was kann zur Befestigung der Schie-	Tücher, Hosenträger, Riemen, Strohseile.

Frage:	Antwort:
nen am Körper Verwendung finden?	
93. An wieviel Stellen müssen die Notschienen befestigt werden?	Wenigstens an je 2 Stellen, unterhalb und oberhalb der Verletzung, sonst hat der Bruch keinen Halt. Die nächsten Gelenke sind möglichst mit festzustellen (Knoten auf die Schiene!).

7. Hilfeleistung bei Operationen.

94. Wie sieht ein modernes **Operationshaus** aus?	Es hat getrennte Räume für septische und aseptische Operationen und ist so gebaut, daß Wände und Fußboden fortlaufend gut zu reinigen sind; alle Geräte sind leicht abwaschbar.
95. Wem nur ist der Zutritt zu Operationsräumen gestattet?	Den unbedingt notwendigen Personen, wenn sie in jeder Beziehung sauber und nicht mit Krankheitskeimen behaftet sind. Jedermann muß einen frischgewaschenen Mantel anziehen!
96. Wie hoch soll die Temperatur im Operationssaale sein?	20—22° C; auf ärztliche Anordnung, besonders bei Bauchoperationen, noch höher.
97. Wie richtet man im Privathause einen Operationstisch und das zur Operation Notwendige ein?	Man wählt einen langen oder zwei zusammengebundene Tische, auf die eine Matratze fest geschnürt wird; darüber kommt wie im Operationssaal eine wasserdichte Decke und darauf ein frisches geplättetes Leinentuch. Ebenso werden Kissen für den Kopf mit frischen Überzügen versehen. Es wird für gute Beleuchtung — Lampen mit Blendschirm — gesorgt.
98. Was wird auf einem Beitischchen untergebracht?	Die Instrumente und Verbandstoffe; auf einem anderen oder auf Stühlen ein Waschbecken mit antiseptischer Flüssigkeit zum Gebrauch während der Operation und eines zum Aufnehmen der gebrauchten Instrumente.
99. Was muß außerdem für jeden Arzt bereitgehalten werden?	Eine Schale mit Wasser, Seife, Bürste und Handtuch, sowie eine Schale mit antiseptischer Flüssigkeit. Genügende Menge Wasser muß in Kannen zur Reserve da sein.
100. Was für **Aufgaben** hat das **Pflegepersonal in Opera-**	a) Sorge für Sauberkeit und Desinfektion des Operationssaales und der Geräte,

Hilfeleistung bei Operationen. 75

Frage:	Antwort:
Ionsräumen zu erfüllen?	b) Bereitstellen der Instrumente, Verbandstoffe und sterilen Wäsche, c) Vorbereitung des Kranken, d) Zureichen der Instrumente oder Verbandstoffe während der Operation, e) Hilfeleistung bei der Narkose.
101. Was für Instrumente werden bei den meisten Operationen gebraucht?	Skalpelle, gerade und gebogene Scheren, scharfe und stumpfe Wundhaken, anatomische und chirurgische (Haken-) Pinzetten, Arterienklemmen, Kornzangen, Knopf- und Hohlsonden, scharfe Löffel, Nadelhalter und Nadeln.
102. Wie sind die Instrumente zur Operation vorbereitet? (Vgl. G 47—48, S. 68.)	Sie sind in dem Sterilisationskasten 15 Minuten in 2 % iger Sodalösung ausgekocht und liegen nun auf den Drahtsieben, so wie sie vor dem Kochen geordnet worden waren, lufttrocken, nur mit sterilen Tüchern bedeckt, gebrauchsfähig da; oder sie werden auf Anordnung des Operateurs nach dem Kochen in Sodalösung oder physiologischer Kochsalzlösung bereitgehalten.
103. Wie ist das **Näh- und Unterbindungsmaterial** vorzubereiten?	Seide, Zwirn, Silber- und Bronzedraht, Silkworm werden ¼ Stunde gekocht oder in Dampf sterilisiert. Catgut (Darmsaiten) darf weder gekocht noch in Dampf sterilisiert, noch in wässerige antiseptische Flüssigkeiten gelegt werden, weil es aufweichen und zerreißbar werden würde. Es wird zumeist aus Fabriken, sterilisiert, in zugeschmolzenen Glastuben bezogen, die erst während der Operation geöffnet werden.
104. Was sind Drains und wie werden sie vorbereitet?	Drains sind Gummi-, Metall- oder Glasröhrchen, mit spiralartig angeordneten Löchern versehen, die in die Wunde gesteckt werden und etwas über die Wundränder herausreichen (Sicherheitsnadel, Anbinden!), damit die Wundflüssigkeit oder der Eiter guten Abfluß hat. Sie werden vor der Operation ausgekocht.
105. Wie werden **Verbandstoffe**, Tücher, Mäntel, Mützen, Gummihandschuhe, Zwirnhandschuhe vorbereitet?	Durch mehrstündiges Sterilisieren im Wasserdampfapparat (G 44—46, Seite 68).

Frage:	Antwort:
106. Worauf hat die Pflegerin zu achten, wenn sie während der Operation **Instrumente oder Verbandstoffe zuzureichen hat?**	Scharfe Instrumente werden so gereicht, daß die Schneide nach unten gehalten und von der zureichenden Hand geschützt wird. Jedes Anstreifen an nicht sterilen Gegenständen mit den Händen oder Instrumenten oder Verbandstoffen muß peinlichst vermieden, sonst sofort zugestanden und gemeldet werden. Es ist erneute Desinfektion der Hände etc. und erneutes Sterilisieren der Instrumente, besonders wenn sie heruntergefallen sind, unbedingt erforderlich.
107. Wie werden die während der Operation gebrauchten Instrumente gereinigt?	Sie werden auseinandergenommen, in Sodalösung gut abgebürstet, besonders an den Gelenkflächen, und sogleich wieder sterilisiert.
108. Welcher **Pflege** bedarf **der Kranke vor, während und nach der Operation?**	Er wird am Tage vorher durch Reinigungsbad, gründliches Abseifen und durch ausgiebige Darmentleerung vorbereitet, mit reiner Wäsche versehen und darf am Morgen des Operationstages keine feste Nahrung zu sich nehmen.
109. Wie wird das **Operationsfeld vorbereitet?**	Die vom Arzt bezeichnete Stelle wird sauber rasiert, 10 Minuten mit Heißwasser, Seife und Bürste gereinigt, der Seifenschaum mit Seifenspiritus entfernt und 5 Minuten mit einer antiseptischen Flüssigkeit (Sublimatlösung oder Lysol) gewaschen, mit sterilem Tuch bedeckt. Neuerdings wird Jodtinktur oder Mastisol aufgepinselt.
110. Was geschieht im Krankenzimmer, während der Kranke operiert wird?	Das Bett wird frisch bereitet und mit Wärmflaschen versehen.
111. Was ist nach der Operation am Kranken zu beobachten?	Atmung, Puls, der Verband (Durchbluten vgl. H 54—55, Seite 89), insbesondere, ob nicht die Anzeichen der Abschnürung durch den Verband sich einstellen (vgl. D 40—41, Seite 33); Hilfeleistung wird fast immer beim Erbrechen erforderlich (vgl. H 26—27, Seite 86).

8. Betäubung.

112. Was für Betäubung unterscheiden wir?	Örtliche (**lokale Anästhesie**) und allgemeine (**Narkose**).

Betäubung.

Frage:	Antwort:
113. Wie wird die Stelle der Operation örtlich unempfindlich gemacht?	Bei Schleimhäuten durch Bepinseln, z. B. mit 5—10 %iger Kokainlösung; bei der Haut durch starkes Abkühlen- bzw. Gefrierenlassen (Ätherspray, Chloräthyl); oder durch Einspritzung schmerzstillender Mittel in die Haut (Schleichsche Lösung; Braunsche Tabletten je nach Vorschrift in abgekochtem Wasser gelöst).
114. Wie wird bei Chloräthyl die Glasbzw. Blechröhre gefaßt und gehalten?	Schräg von oben nach unten; die Faust umspannt die ganze Blechröhre, nun wird der richtige Abstand durch Ausprobieren gesucht (Weißwerden der Haut).
115. Wie bereitet man die Kranken zur Einatmungsnarkose vor?	Die Kranken dürfen 3 Stunden vor der Operation nichts essen und womöglich auch nichts trinken, damit das Erbrechen während der Narkose vermieden wird. Unmittelbar vor Beginn hat der Narkotiseur sich nach Fremdkörpern im Mund (falsche Zähne, Tabak) zu erkundigen und sie entfernen zu lassen, damit sie nicht in der Narkose verschluckt werden oder gar in die „falsche Kehle" gelangen. Beengende Kleidungsstücke werden gelöst. Der Arzt untersucht vor der Narkose Herz und Lungen und entscheidet, ob Chloroform oder Äther genommen werden soll.
116. Was muß bereit sein zur Narkose?	Chloroform oder Äthermaske, Tropffläschchen und Äther oder Chloroform; Mundsperrer, Zungenzange, Stieltupfer, Brechschale und Handtuch. Pravazsche Spritze, Morphiumlösung und Kampferöl, Vorbereitung zur Kochsalzinfusion.
117. Woraus besteht der Roth-Drägersche Apparat?	Aus einer Sauerstoffbombe, Gefäßen mit Chloroform und Äther, deren Ausströmen und Ausfluß durch verstellbare Öffnungen genau nach Tropfen reguliert werden kann. Der Patient atmet ein Gemisch des Narkotikums mit Sauerstoff.
118. Was ist Lumbalanästhesie?	Gefühllosmachen durch Einspritzen einer betäubenden Lösung in den Wirbelkanal. Dabei bleibt das Bewußtsein erhalten.
119. Wie werden Ätherrausch, Chloräthylrausch ausgeführt?	Auf ca. achtschichtige, große Mullkompresse wird anfangs langsam, später schneller Äther bzw. Chloräthyl aufgeträufelt (etwa 60—80 Tropfen pro Minute). Sobald das

Frage:	Antwort:
	laute Zählen des Patienten unsicher wird und er nicht mehr auf Nadelstiche reagiert, ist der kurze Rauschzustand (für Einschnitte, Zahnziehen usw.) erreicht.
120. Was muß während der Narkose beobachtet werden?	Die Augen, der Puls und die Atmung. Es wird sowohl der Lidreflex durch Berühren der Augenbindehaut (nicht des Augapfels) als auch das Reagieren der Pupillen auf Lichteinfall beobachtet. Der Puls soll während der Narkose möglichst so bleiben, wie vorher. Die Atemzüge sollen tief sein, wie im Schlaf.
121. Wie darf der Arm des Kranken, dessen Puls während der Narkose gezählt wird, nicht liegen?	Er soll nicht über die Kante des Operationstisches herabhängen, damit keine Nervenlähmung eintritt, sondern durch Kissen gegen den Druck der Tischkante geschützt sein.
122. Wie verläuft nun eine Einatmungsnarkose?	Vor dem Einschlafen tritt gewöhnlich noch ein Erregungsstadium auf. Das tiefe Schlafen merkt man daran, daß der Patient nicht mehr „spannt", d. h. der in die Höhe gehobene und losgelassene Arm fällt herab. Gleichzeitig hört der Lidreflex auf: das Auge zuckt bei Berührung der Bindehaut nicht mehr, und je tiefer die Narkose wird, desto kleiner und reaktionsloser werden die Pupillen.
123. Welche Pupillenstellung deutet auf Aufwachen?	Wenn die Pupille wieder größer wird und anfängt, wieder auf Lichteinfall zu reagieren.
124. Welche Pupillenstellung bedeutet dagegen große Gefahr?	Plötzlich wieder große Pupillen ohne Reaktion; sie bedeuten meist einen Kunstfehler durch zu große Chloroformgaben.
125. Welche **Hilfsgriffe** werden oft angewandt bei der Einatmungsnarkose?	Das Vorschieben des mit beiden Händen am Kieferwinkel gefaßten Unterkiefers zur Vermeidung des Zurücksinkens der Zunge; ferner das Fassen und Vorhalten der Zunge mit der Zungenzange, Austupfen des Rachens bei starker Schleim- oder Schaumbildung mit dem Stieltupfer.
126. Wie wird das Gesicht gegen Chloroformätzungen geschützt?	Durch vorheriges Bestreichen mit Vaseline.

Frage:	Antwort:
127. Welche Störungen können während der Narkose eintreten?	Erbrechen, Herzschwäche, Aussetzen der Atmung.
128. Wie wird Abhilfe versucht?	Hilfeleistung beim Erbrechen (vgl. H 26—27, Seite 86); bei Herzschwäche wird Kampferöl eingespritzt oder Äther, oder es wird eine Kochsalzinfusion vorgenommen; bei Aussetzen der Atmung wird künstliche Atmung eingeleitet (vgl. H 63, Seite 90).
129. Wie kann auftretender Brechreiz unterdrückt werden?	Durch Vermehrung der Chloroformgabe, nicht durch Aussetzen der Narkose!

9. Verbandlehre.

130. Was sind die gebräuchlichsten Verbandstoffe?	Mull, weiße entfettete Watte und gelbe ungereinigte Polsterwatte, Gaze (gestärkter Mull), Baumwollstoff (Cambric), Schirting, Leinwand, Flanell; ferner die wasserdichten (Billroth-, Mosetigbattist, Guttapercha, dünner Gummistoff) und die aufsaugenden Verbandstoffe (Holzwolle, Waldwollwatte, Zellstoff, Moospappe, Torfmoos).
131. In welcher Form werden diese Verbandstoffe hauptsächlich verwendet?	Als Kompressen (mehrfach zusammengelegte Mullschichten), Tupfer (Krüllmull oder wattegefüllte Mullbäusche; mit Faden zum Herausziehen aus der Wunde Tampons genannt), Tamponaden (lange Mullstreifen zum Ausstopfen der Wunde), Binden und Verbandtücher.
132. Woraus werden **Binden** hergestellt?	Aus Mull, Gaze — diese Binden werden vor dem Gebrauch in warmem Wasser erweicht; nach dem Anlegen werden sie wieder fest — Baumwollstoff (Cambric), Flanell, Trikotschlauch und Gummi.
133. Welche Teile unterscheidet man an einer Binde?	Bindenkopf, Bindenende und den zwischen beiden gelegenen Bindengrund.
134. Welche Gänge (Touren) kann man mit einer Binde beschreiben?	Zirkeltour, Spiraltour mit Umschlagtour, Schlangentour, Kreuz- oder Achtergänge, und zwar Schildkröten- und Kornährenverband.
135. In welcher Richtung	Von dem entfernten Körperteil nach dem

Frage:	Antwort:
tung sollen Bindeneinwickelungen stets vorgenommen werden?	Herzen zu, damit es nicht zu einer Blutstauung kommen kann.
136. Wie wird eine Binde beim Einwikkeln eines Gliedes abgerollt und angelegt?	Der Bindenkopf und das Bindenende liegen der Haut an, der Bindengrund sieht nach außen. Die Binde gleitet so von selbst und gibt durch „Nasen" an, wenn Umschlaggänge oder Kreuztouren angewandt werden müssen. Die einzelnen Bindentouren sollen nicht zu locker liegen; jede neue deckt die vorhergehende zur Hälfte aber nicht weniger. Das Ende wird angesteckt oder durch Längseinreißen in zwei Teile geteilt und diese geknüpft.
137. Wie wird eine Binde von den Gliedmassen abgenommen?	Die eine Hand reicht das Abgewickelte und ohne weitere Ordnung Zusammengefaßte schnell der andern zu und so fort.
138. Wie wird eine Binde wieder aufgewickelt?	Man faltet das eine Ende der Binde einige Male zusammen, wickelt die Binde zwischen den Fingerspitzen auf, bis eine kleine, etwas steife Rolle entstanden ist und wickelt diese nun je nach Gewohnheit auf dem Handteller oder durch Fassen der Rollenseiten oder anderswie auf. Die Binde darf nicht zu locker gewickelt sein.
139. Was ist eine zweiköpfige Binde?	Eine von beiden Enden gleichzeitig aufgewickelte Binde, so daß 2 Rollen, die miteinander verbunden sind, entstehen. Sie findet hauptsächlich Anwendung bei Einwickelung des behaarten Kopfes.
140. Wie stellt man eine Schleuderbinde her?	Man spaltet ein langes, schmales Zeugstück von beiden Seiten her bis auf ein kurzes Mittelstück.
141. Wie stellt man eine T-Binde her?	Man befestigt in der Mitte eines Bindenstreifens rechtwinkelig einen zweiten Streifen (z. B. zu Gesäßverbänden).
142. Als was werden **Verbandtücher** verwendet?	Zusammengelegt zum Befestigen von Schienen, zur Anlegung von Notverbänden oder offen zum Einwickeln des Kopfes, Schulter usw.; am häufigsten als Armtragetuch (Mitella).

Verbandlehre.

Frage:	Antwort:
143. Wie wird das Armtragetuch angelegt?	Ein dreieckiges Verbandtuch wird vor die Brust des Kranken so gelegt, daß die lange Seite mit der gesunden Körperseite abschneidet; die Spitze hinter den kranken Ellenbogen. Der herabhängende Zipfel kommt über dem spitzwinklig gebeugten Arm auf die kranke Schulter. Knoten nicht in den Nacken, Spitze nach vorn geschlagen und festgesteckt!
144. Was dient außer Binden und Tüchern zur Befestigung der Verbandstoffe?	Klebemittel, wie Heftpflaster, Kollodium, Mastix (verbessert als Mastisol).
145. Wie wird **Heftpflaster** hergestellt?	Das gewöhnliche Heftpflaster wird hergestellt durch Aufstreichen der erwärmten Klebemasse auf festen Baumwoll- oder Leinenstoff. Das amerikanische oder Kautschukheftpflaster, das sich auch im Wasser nicht löst, wird aus der Apotheke geliefert.
146. Was ist englisches Heftpflaster?	Seidentaffet, dessen eine Seite mit einer Lösung von Hausenblase überzogen ist.
147. Wie wird Heftpflaster angelegt?	Kautschukheftpflaster (Leukoplast, Helfoplast) klebt sofort beim Andrücken; gewöhnliches Heftpflaster wird vorher über einer Flamme etwas erwärmt. Vor dem Anlegen werden die Heftpflasterstücke vom Rand her eingeschnitten, damit sie sich gut anschmiegen (Malteserkreuz).
148. Wie kann schlecht klebendes Heftpflaster klebend gemacht werden?	Durch schnelles Abwischen seiner Oberfläche mit Schwefeläther.
149. Wie wird Heftpflaster abgenommen?	Längere Streifen werden mehrfach durchschnitten; das Pflaster selbst wird mit warmem Wasser, Benzin, Äther oder Terpentinöl erweicht und dann womöglich mit kurzem Ruck abgezogen.
150. Wie darf **Kollodium** nicht aufgepinselt werden?	An Fingern nicht zirkulär, so daß es abschnürt; auch nicht auf eine frische Wunde ohne etwas Mull oder Watte, da es die Wunde reizen würde.
151. Wie wird **Mastix** verwendet?	Zum Festhalten der Verbandstoffe auf der Wunde und zu Streckverbänden.
152. Wie wird Mastix aufgetragen?	Nur auf die Umgebung der Wunde wird gepinselt; eine aufgelegte Mullkompresse haf-

Frage:	Antwort:
153. Welche Verbände sind **ruhig stellende**?	tet nun fest an und die Wunde ist genügend geschützt. Schienenverbände, erhärtende Verbände, Zugverbände.
154. Aus welchem Material bestehen **Schienen**?	Aus Holz, Hartgummi, Siebdraht, Pappe, Aluminium, Eisenblech, Stroh. Für untere Gliedmaßen ist die gebräuchlichste die Volkmannsche T-Schiene.
155. Wie wird jede Schiene zum Verband vorbereitet?	Die für das Glied ausgesuchte, passende Schiene wird im ganzen, aber besonders an den Partien, wo Knochen oder straffe Sehnen (Achillessehne) dicht unter der Haut liegen, und unter der Kniekehle gut mit gelber Watte gepolstert. Drahtschienen werden vorher passend gebogen; Pappe wird vor dem Biegen in heißes Wasser getaucht.
156. Welche **erhärtenden Verbände** werden am häufigsten verwendet?	Stärke(= Gaze)bindenverband (vgl. G 132, Seite 79), Gipsverband, Wasserglas- und Kleisterverband.
157. Was braucht man zum **Gipsverband**?	Polsterwatte und Mullbinden, Flanellbinde oder Trikotstrumpf zum Schutz des einzugipsenden Gliedes vor Druck, dann Gipsmehl, Gipsbinden, Schüssel mit heißem Wasser, Alaun, zum Verstärken des Verbandes Schusterspan, Aluminiumschienen, Bandeisen, Drahtschienen; Blaustift zum Aufzeichnen des Anlegedatums, Gipsmesser, Gipsschere.
158. Wie werden Gipsbinden hergestellt?	Trockene Gazebinden werden auf einen Tisch ausgebreitet und tüchtig und gleichmäßig mit Gipsmehl eingerieben.
159. Wie werden **Gipskataplasmen** hergestellt?	Zwischen zwei nach der Form des Gliedes geschnittene Zeugstücke oder einen entsprechend genähten Trikotsack kommt der Gipsbrei; dem verletzten Glied wird das feuchte Kataplasma angelegt und anmodelliert.
160. Wie hilft die Pflegerin beim Gipsverband?	Entweder durch Zureichen der vorschriftsmäßig durchfeuchteten Gipsbinden — aufrecht ins Wasser gestellte Binden sollen umfallen, hineingelegte keine Luftblasen mehr entweichen lassen! — oder durch sehr aufmerksames Halten des verletzten Gliedes in der angeordneten Lage.

Frage:	Antwort:
161. Woraus erkennt man einen schlecht angelegten Gipsverband?	Der Kranke klagt bei zu festem Verband über Schmerzen; die Zehen bzw. Fingerspitzen werden kalt, blau und unempfindlich (vgl. D 40, Seite 33).
162. Woraus bereitet man den **Wasserglasverband**?	Aus Binden, die 12 Stunden in Wasserglas, einer weißgelblichen Flüssigkeit, eingeweicht sind.
163. Woraus bereitet man den **Kleisterverband**?	Die Binden werden in Weizenstärkekleister mit Leim gekocht.
164. Was braucht man zum **Streckverband**? (Extensionsverband.)	Segeltuchheftpflasterstreifen oder Mastix und Barchentstreifen, Flanellbinde, Volkmannsche T-Schiene, Polsterwatte, Mullbinden, Spreizbrett und Schnur, die sogenannte schiefe Ebene, Rollen am Bettrand, Sandsäcke oder Gewichte von 3—30 Pfund.
165. Woraus besteht der **Königsche Schleifapparat**?	Er ist eine sich dem Fußrücken und der Vorderfläche des Unterschenkels anschmiegende Rückenschiene, die auf seitlichen Bügeln — zum Schleifen — ruht. Dadurch wird der Druck auf die Achillesferse vermieden.
166. Woraus besteht die **Glissonsche Schwinge**?	Aus einem Lederkoller, das dicht unter dem Kinn des Kranken um den Hals gelegt, mit seitlichen Riemen nach oben hin an einer Schnur gezogen wird. Sie dient bei **Wirbelsäulenerkrankung** zu deren Entlastung.

H. Hilfeleistung bei plötzlich auftretenden Leiden

und Beschwerden, bei gefahrdrohenden Krankheitserscheinungen, bei Unglücksfällen (Blutstillung, künstliche Atmung) und Vergiftungen. Grenze der Hilfeleistungen.

1. Selbständige Hilfeleistung des Personals während der Pflege.

1. Wann muß im Krankenhaus das Pflegepersonal den Arzt benachrichtigen?	Bei jeder auffälligen Änderung im Zustande des Kranken.
2. Wann in der Privatpflege?	Im allgemeinen seltener, nur bei plötzlich auftretenden ernsten Leiden und gefahrdrohenden Krankheitserscheinungen.

H. Hilfeleistung bei plötzlich auftretenden Leiden.

Frage:	Antwort:
3. Wann darf das Personal selbständig Hilfe leisten?	Nur wenn voraussichtlich Stunden bis zur Ankunft des Arztes vergehen, darf das Personal in dem ihm vorgeschriebenen Umfang Hilfe leisten.
4. Oberster Grundsatz bei solcher Hilfe ist immer welcher?	**Nichts schaden!**
5. Dürfen Arzneimittel überhaupt vom Personal selbständig verabreicht werden?	Nur harmlose, über deren Anwendung und Wirkung kein Zweifel besteht, z. B. Teeaufgüsse, Hoffmannstropfen, doppelkohlensaures Natron, Baldriantropfen.
7. Was ist bei **Schmerzäußerungen** zu tun?	Die Pflegerin muß nachsehen, ob an der schmerzenden Stelle etwas verändert ist, unter Umständen den Verband lockern oder erneuern, stets durch bessere Lagerung den Schmerz zu beheben versuchen (vgl. S. 31).
8. Wie wird **Schlaflosigkeit** bekämpft?	Der Patient muß sich rechtzeitig zur Ruhe begeben, darf sich vorher keiner Lektüre hingeben, wohl aber darf ihm mit gedämpfter Stimme vorgelesen werden. Jedes Geräusch in der Nähe des Krankenzimmers muß vermieden werden. Das Zimmer wird verdunkelt. Beruhigende Getränke (Kamillentee), kalte Umschläge auf die Stirn geben dem Patienten oft die gewünschte Ruhe.
9. Was ist bei krankhafter Schlafsucht zu beachten?	Daß die Ernährung unterhalten wird.
10. Was für **Schweiß** unterscheiden wir?	Kalten und warmen.
11. Was bedeutet kalter Schweiß?	Kollaps: Die Haut ist kühl, der Schweiß klebrig, der Puls ist dabei kaum fühlbar (vgl. B 14, Seite 17).
12. Was zeigt warmer Schweiß oft an?	Bei akuten Infektionskrankheiten die Krisis. Er ist reichlich und großtropfig; die Haut ist warm, der Puls ist dabei kräftig und ruhig.
13. Hilfeleistung bei Schweißausbrüchen?	Der warme kritische Schweiß wird unterstützt durch Zudecken, warme Teeaufgüsse (vgl. F 52, Seite 49). Jeder Zug und Kälte muß vermieden werden, Eisblasen werden weggenommen, Unterschieber erwärmt. Bei kaltem Schweiß belebende Getränke wie bei **Herzschwäche!** (Vgl. H 21.)

Selbständige Hilfeleistung des Personals während der Pflege. 85

Frage:	Antwort:
14. Was muß nach Aufhören des Schweißausbruches geschehen?	Der Kranke wird unter der Decke abgetrocknet und jedesmal mit trockener Wäsche versehen; doch ist zu beobachten, ob noch Nachschwitzen eintritt.
15. Welche Schweiße haben gleichfalls eine schlechte Vorbedeutung?	Die langdauernden, schädigenden Schweiße (Nachtschweiße bei Lungenschwindsüchtigen). Waschungen mit Essigwasser!
16. Wie unterstützt man den Kranken bei quälendem **Hustenreiz**?	Durch Aufsetzen im Bett, Aufstützen der Arme; flache Hand gegen den Leib drücken!
17. Wie bekämpft man leicht den Hustenreiz?	Durch einige Schlucke warmer Milch oder Schleimsuppe oder warmen Tees.
18. Was darf die Pflegerin bei schwerer Atemnot verabreichen?	Ein Senfpflaster auf die Brust (bei Asthmatischen stets frische Luft, womöglich durch Öffnen der Fenster!).
19. Worin zeigt sich **gefahrdrohende Verschlimmerung**?	In sehr hoher **Temperatur,** schlechtem **Puls,** ferner im **Aussehen** und **Benehmen** des Kranken und in besonderen Krankheitserscheinungen, wie Ohnmacht, Bewußtlosigkeit; Schüttelfrost; Erbrechen, Erstickungsanfällen, Zuckungen und Krämpfen, Lähmungen, Blutungen aus den Körperöffnungen, Nachblutungen bei Verletzten und Operierten.
20. Worin besteht die Hilfeleistung bei **sehr hoher Temperatur**?	Kalter Umschlag auf die Stirn oder um die Brust. Fiebermittel darf die Pflegerin nicht geben!
21. Bei **schlechtem Puls** (Herzschwäche, Kollaps)?	Thermophor auf die Herzgegend, heißer starker Kaffee oder Tee, alkoholhaltige Getränke, unter Umständen Kampfereinspritzungen, Kochsalzinfusion.
22. Welche Veränderungen im **Aussehen** sind bedrohlich?	Spitzwerden der Nase, sehr blasse oder blaurote Gesichtsfarbe (Zyanose), matter, unsteter Blick, fieberglänzende, gläserne oder gebrochene Augen.
23. Welche im **Benehmen** des Kranken?	Sehr unruhiges Liegen, Erregungszustände, Delirien, Sinnestäuschungen oder völlige Teilnahmslosigkeit (Apathie).
24. Hilfeleistung bei solchem Benehmen?	Strengste Bewachung, Verdunkelung des Zimmers, kalte Umschläge auf den Kopf.

H. Hilfeleistung bei plötzlich auftretenden Leiden.

Frage:	Antwort:
25. Was ist bei Schüttelfrösten zu tun?	Erwärmung durch Decken und Wärmflaschen, warme Getränke; die Kranken werden durch Halten an den Schultern beruhigt.
26. Wann hat plötzliches **Erbrechen** besondere Bedeutung?	Bei Kopfverletzungen; bei herausgetretenen Unterleibsbrüchen (Einklemmung); wenn kein Stuhl und keine Blähungen fortgehen (Darmverschluß); bei bestehenden Unterleibserkrankungen (Bauchfellentzündung).
27. Hilfeleistung beim Erbrechen?	Kopf auf die Seite, bei der Narkose entgegengesetzt dem Operationsfeld, Mundspülen, Abwischen, Reinigung und Wechsel der Wäsche. Eispillen, Brausewasser!
28. Was ist zu tun bei **Harnverhaltung**?	Feuchtwarmer Umschlag auf die Blasengegend, nichts trinken lassen, Benachrichtigung des Arztes, unter Umständen Katheterisieren (vgl. G 28—29, Seite 66).
29. Was ist bei **Zukkungen** und **Krämpfen** zu beobachten?	Die Pflegerin muß genau beobachten, an welchem Glied sie anfangen, wie lange sie dauern, ob blutiger Schaum vor den Mund tritt, ob der Kranke vollständig bewußtlos ist und nach dem Unfall nur langsam erwacht, ob die Daumen in die geballte Faust geschlagen sind; vor allem muß während eines Anfalles geprüft werden, ob die Pupillen auf Lichteinfall sich nicht verengern (Epilepsie).
30. Worauf beschränkt sich die Hilfeleistung bei Krämpfen?	Nur auf Schutz vor Selbstbeschädigung: Wegräumen von Gegenständen, an denen sich der Kranke schlagen kann; Lagern auf eine Decke, Auffangen heftiger Schläge (Hände unterm Hinterkopf).
31. Worauf beruhen häufig **Lähmungen**?	Auf Gehirnschlag.
32. Hilfeleistung dabei?	Eisblase auf den Kopf. Bequeme Lagerung. Sorge, daß kein Dekubitus entsteht.
33. Was gibt man zweckmäßig bei Sprachlähmungen dem Kranken?	Schreibtafel und Stift.
34. Wodurch können **Erstickungsanfälle** hervorgerufen werden?	Durch Fremdkörper, die in den Kehlkopf gelangen oder sich in der Speiseröhre hinter dem Kehlkopf festklemmen, durch Stimmritzenkrampf, bei Diphtherie.
35. Wie hilft man bei	Hustenlassen, kräftig auf den Rücken

Frage:	Antwort:
Erstickungsanfällen, die durch Fremdkörper hervorgerufen werden?	schlagen, Erbrechen hervorrufen durch Kitzel der Rachenschleimhaut.
36. Was gibt man, wenn **Fremdkörper** (Gräten) in der Speiseröhre oder im Rachen stecken geblieben oder verschluckt worden sind?	Keine Getränke, sondern nur feste Nahrung, die die Fremdkörper einhüllt, wie Kartoffeln und Brot.
37. Wieweit darf die Pflegerin helfen, wenn Fremdkörper ins Auge geflogen sind?	Die Hornhaut darf von der Pflegerin nicht berührt werden; Fremdkörper der Bindehaut werden durch ein angefeuchtetes Mullstück oder Taschentuch nach der Nase zu (!) herausgewischt; beim oberen Augenlid ist vorheriges Umstülpen notwendig.
38. Dürfen Fremdkörper aus Nase, Ohren, Harnröhre, Mastdarm vom Pflegepersonal entfernt werden?	Nein. Es ist insbesondere dem Pflegepersonal verboten, dies mit Instrumenten zu versuchen. Ausspritzen des Ohres würde in vielen Fällen schweren Schaden anrichten und ist deshalb auch verboten.
39. Wie kann man Insekten bisweilen zum Herauskriechen aus dem Gehörgang bewegen?	Durch Einträufeln von Glyzerin oder reinem Öl.

2. Samariterdienst.

40. Bei welchen plötzlichen Unglücksfällen muß selbständig Hilfe geleistet werden?	Bei Blutungen, Bewußtlosigkeit, Ohnmacht, Scheintod durch Ertrinken, Ersticken, Verschüttetwerden, Erhängen, Erfrieren, bei Verbrennung, Hitzschlag und Sonnenstich, bei Vergiftungen und frischen Verletzungen (vgl. G 83—93, Seite 72).
41. Was gibt es für **Blutungen**?	Innere und äußere.
42. Was versteht man unter einer inneren Blutung?	Eine Blutung in eine der Körperhöhlen.
43. Woran erkennt man sie?	An zunehmender Blässe des Gesichts; Kühlwerden der Haut und schwachem, kaum fühlbarem Puls.

H. Hilfeleistung bei plötzlich auftretenden Leiden.

Frage:	Antwort:
44. Was hat die Pflegerin bei Verdacht auf innere Blutung zu tun?	Sofort den Arzt herbeizurufen, inzwischen für zweckmäßige Lagerung und absolute Ruhe zu sorgen, eine Eisblase auf die vermutete Stelle der Blutung zu legen.
45. Was für äußere Blutungen unterscheiden wir?	Schlagader- und Blutaderblutungen. Bei Schlagaderblutungen spritzt das Blut in hohem Bogen oder stoßweise aus dem verletzten Gefäß und hat hellrote Farbe; bei Blutaderblutungen quillt das Blut, gleichmäßig alles überschwemmend, in dunkelroter Farbe hervor.
46. Wie stillt man eine äußere Blutung?	Eine schwache Blutung durch Hochheben des Gliedes und Anlegen eines Wunddruckverbandes; eine starke, besonders arterielle Blutung durch Zudrücken der Schlagader oder Abbinden des Gliedes oberhalb der Wunde mit der Gummibinde.
47. An welchen Körperstellen drückt man die Schlagader sicher ab?	a) Die Schlüsselbeinschlagader über der Mitte des Schlüsselbeins nach abwärts gegen die erste Rippe, b) die Halsschlagader neben dem Kehlkopf gegen die Wirbelsäule, c) die Achselschlagader in der Tiefe der Achselhöhle, d) die Oberarmschlagader an der Innenseite des zweiköpfigen Oberarmmuskels gegen den Oberarmknochen. e) die Oberschenkelschlagader dicht unter der Mitte der Leistenbeuge; diese am besten mit beiden Daumen.
48. Wie muß eine Gummibinde angelegt werden?	Sehr fest; bei mäßig starkem Anziehen würde sie Biersche Stauung, nicht Esmarchsche Blutleere hervorrufen (vgl. F 116—119, Seite 57).
49. Wie lange darf eine abschnürende Gummibinde liegen?	Höchstens zwei Stunden, sonst tritt Absterben des Gliedes ein.
50. Was hat bei schwerem Nasenbluten zu geschehen?	Nase hochhalten lassen, Kopf hintenüber geneigt, Ausstopfung der Nase von vorn, durch den Arzt vom Rachen aus (Bellocq).
51. Wie unterscheidet man Blut aus der Lunge und Blut aus dem Magen?	Beim Blutbrechen werden schwarzbraune klumpige Massen aus dem Magen entleert; bei Bluthusten (Blutsturz) ist das Blut schaumig und hellrot.

Samariterdienst.

Frage:	Antwort:
52. Welche Farbe kann das Blut im Stuhl haben? (Vgl. F 28, Seite 46.)	Rote, wenn es aus der Nähe des Afters kommt; Blutungen aus dem Magen oder oberen Darmteilen färben den Stuhl schwarzbraun.
53. Was hat die Pflegerin zu tun bei Blutungen aus irgend einer Körperöffnung?	Sie hat bis zur Ankunft des Arztes nur für größte Ruhe des Kranken zu sorgen; bei Lungenblutungen darf der Kranke auch nicht sprechen. (Vgl. Nr. 44.)
54. Woran erkennt man eine Nachblutung nach der Operation?	Am Durchbluten des Verbandes oder an den Zeichen der inneren Blutung.
55. Wie verhält sich die Pflegerin bei Nachblutungen?	Überdecken des Verbandes mit Watte und etwas fest angezogener Binde; Hochlagerung des Gliedes so hoch als möglich; im äußersten Notfalle Abbinden des Gliedes mit der Gummibinde, bis der Arzt kommt.
56. Welche üblen Begleiterscheinungen sind häufig bei Bewußtlosigkeit?	Erbrechen, Krämpfe.
57. Worauf beruht Ohnmacht?	Auf Blutleere des Gehirns.
58. Wodurch wird ihre Entstehung begünstigt?	Durch starken Blutverlust, große körperliche Anstrengungen bei ungenügender Nahrung und wenig Schlaf; sie kann auch nervöser Art sein.
59. Welches sind die Kennzeichen der Ohnmacht? (Vgl. D 36, 37, Seite 32.)	Bei leichter Ohnmacht Flimmern und Schwarzwerden vor den Augen, Schwindel, blasse Gesichtsfarbe, kalter Schweiß; in schweren Fällen schwacher Puls, oberflächliche Atmung, schließlich Verlust des Bewußtseins.
60. Was ist der höchste Grad der Ohnmacht?	Der **Scheintod,** bei dem die Atmung aufgehört hat und die Herztätigkeit kaum wahrnehmbar ist. Scheintod kann leicht in wirklichen Tod übergehen.
61. Wie hilft man bei Ohnmacht?	Man lagert den Ohnmächtigen flach, den Kopf womöglich tiefer als den Körper, öffnet die beengenden Kleidungsstücke an Hals, Brust und Leib, besprengt das Gesicht mit kaltem Wasser, reibt die Schläfe und Stirn mit spirituösen Flüssigkeiten und hält Salmiakgeist oder Äther vor die Nase. Wenn

H. Hilfeleistung bei plötzlich auftretenden Leiden.

Frage:	Antwort:
	das Bewußtsein wiedergekehrt ist, gibt man Hoffmannstropfen (15 Tropfen in einen Eßlöffel Wasser), läßt schluckweise starken Kaffee, Tee oder Kognak trinken.
62. Wenn das Bewußtsein nicht bald zurückkehrt, muß was vorgenommen werden?	Einleitung der künstlichen Atmung.
63. Wie wird die künstliche Atmung ausgeführt?	Die Pflegerin kniet zu Häupten des Verunglückten, faßt die Ellenbogen mit Untergriff und schlägt nun zum Zwecke der Einatmung die Arme im Bogen nach oben und außen; die Ausatmung wird erzwungen durch das Schlagen und Drücken der Arme gegen die Brust des Verunglückten (18 mal in der Minute).
64. Wie behandelt man einen Ertrunkenen?	Man entfernt den eingedrungenen Schlamm aus dem Munde, legt den Ertrunkenen zunächst auf den Bauch mit Erhöhung der Magengegend (über die eigenen Knie), damit das Wasser aus Magen und Lunge herauslaufen kann. Dann legt man ihn mit entblößtem Oberkörper auf den Rücken und leitet die künstliche Atmung ein. Hat diese Erfolg (2 Stunden lang fortsetzen!), bringt man den Kranken zu Bett und reibt mit Tüchern und Bürsten unter der Bettdecke nach dem Herzen zu. Innerliche Stärkungsmittel.
65. Wie behandelt man einen Erhängten, Erdrosselten?	Nach Abnahme der Schlinge Einleitung der künstlichen Atmung.
66. Worauf ist bei Verschütteten zu achten?	Bei der Rettung muß man vorsichtig sein, damit man nicht selbst verunglückt; Hilfeleistung besteht bei Scheintod in künstlicher Atmung; zu achten ist auf Knochenbrüche!
67. Welche Luftarten können leicht Erstickungsgefahr hervorrufen?	Leuchtgas, Kohlendunst, der aus geheiztem und zu früh geschlossenem Ofen entweicht (bläulichgelbe Flämmchen) und Grubengas in Schächten und Kanälen.
68. Wie hilft man?	Schnellstens den Erstickten an die frische Luft bringen und künstliche Atmung einleiten!

Samariterdienst.

Frage:	Antwort:
69. Wie schützt sich der Rettende selbst?	Erst Fenster und Türen öffnen; in Gruben erst mehrmals einen aufgespannten Regenschirm herablassen oder Schwenken von Tüchern an langen Stangen; der am Seil Hinabgelassene (Notleine!) hält ein Tuch mit verdünntem Essig vor das Gesicht.
70. Wie behandelt man einen **Erfrorenen**?	Entkleidung im kühlen Raum durch Aufschneiden der Sachen, vorsichtiges Reiben (die Knochen sind leicht brüchig!) mit Schnee oder Eiswasser. Wenn die Glieder wieder biegsam sind, ins kalte Bett. Reiben mit wollenen Tüchern, unter Umständen künstliche Atmung.
71. Wieviel Grade der **Verbrennung** unterscheiden wir?	3 Grade: 1. Rötung, 2. Blasenbildung, 3. Zeichen des Brandes.
72. Wann ist eine Verbrennung tödlich?	Wenn mehr als ein Drittel der Körperoberfläche, gleichviel welchen Grades, verbrannt ist.
73. Wie behandelt man eine Verbrennung?	Die Brandblasen werden mit steriler Nadel aufgestochen. Verbrennungen sind als aseptische Wunden zu behandeln. Verband mit Wismutpulver, Salbe oder feucht.
74. Wie behandelt man **Verätzungen** durch Laugen und Kalk oder durch Säuren?	Entfernung der ätzenden Stoffe durch Übergießen mit großen Wassermengen, denen bei Laugenverätzungen Säuren (Essig, Zitronenwasser) und bei Säureverätzungen Laugen (Sodalösung) zugesetzt werden (vgl. 83—85).
75. Wie sieht ein vom **Hitzschlag** Getroffener aus?	Die Vorboten des Hitzschlags sind: Hochrotes Gesicht, schwankender Gang, Schwindel, Herzklopfen, dann kann Ohnmacht (sehr hohe Temperatur), schließlich Scheintod folgen.
76. Wie hilft man?	Entblößung des Oberkörpers im Schatten, Zufächeln frischer Luft, Wasserbesprengung, kühle Wassereinläufe, künstliche Atmung; Wasser schluckweise, wenn die Besinnung wieder eingetreten ist.
77. Wie hilft man vom **Blitz** Getroffenen?	Bei Bewußtlosigkeit entsprechend H 62, Brandwunden versorgt man gemäß H 73.
78. Wodurch entsteht **Sonnenstich**?	Durch Einwirken der Sonnenstrahlen auf das Gehirn, besonders bei Leuten, die mit bloßem Kopf in starkem Sonnenbrande arbeiten. Sonnenstich ist bei uns selten.

Frage:	Antwort:
79. Was hat das Pflegepersonal bei Verdacht auf **Vergiftung** zu tun?	Sofortiges Herbeirufen des Arztes mit schriftlicher Meldung über das vermutlich genossene Gift und über die Beobachtung der Pupillen, etwaiger Krämpfe und Koliken, Schmerzen, Geruch der Atmungsluft und des Erbrochenen!
80. Wonach kann die Atmungsluft riechen?	Nach Fusel, Phosphor.
81. Welche Farbe kann das Erbrochene haben?	Gelb bei Salpeter; schwarz bei Schwefelsäurevergiftung; reiswasserartiges Aussehen bei Arsenvergiftung.
82. Welche Hilfeleistung muß bis zur Ankunft des Arztes geschehen?	Erregen von Erbrechen durch Kitzeln der Rachenschleimhaut, unter Umständen Verabreichung von Gegenmitteln.
83. Was sind Gegenmittel bei Vergiftung durch Säuren? (Vgl. Nr. 74.)	Laugenartige Flüssigkeiten, z. B. Auflösungen von 2 Eßlöffeln gebrannter Magnesia auf 1 l Wasser, Sodawasser und pulverisierte Kreide (aufgeschwemmt).
84. Was sind Gegenmittel bei Vergiftung durch Laugen?	Verdünnte Säuren, z. B. Essigwasser, Zitronenlimonade (vgl. 74).
85. Beispiele von Laugen?	Ätzkali, Salmiakgeist.
86. Gegen Sublimat-, Lysol-, Arsen- und Bleivergiftungen muß was als Gegengift gegeben werden?	Milch, Zuckerwasser, Eiweißwasser.
87. Wann darf kein Fett oder Öl gegeben werden?	Bei Phosphorvergiftung.
88. Was hilft bei Vergiftung mit betäubenden Giften (Opium, Morphium, Chloroform, Alkohol)?	Schwarzer Kaffee oder Tee, kalte Übergießungen, Senfteige auf die Brust, Mastdarmeingießungen von Kamillentee oder kaltem Wasser mit Salz oder Essig, Anrufen und Herumführen des Vergifteten, unter Umständen künstliche Atmung.
89. Wie hilft man bei vergifteten Wunden (Schlangenbissen)?	Umschnürung des Gliedes oberhalb der Wunde, Aussaugen des Giftes aus der Wunde mit Schröpfkopf oder mit dem Mund, Ausglühen oder Ätzen der Wunde mit Salmiakgeist; bei Schlangenbissen innerlich Branntwein.

3. Grenzen der Hilfeleistung.

Frage:	Antwort:
90. Wo sind die Grenzen der Hilfeleistung zu ziehen?	Die Grenzen sind oft schwer zu ziehen; sie hängen ab von der Erfahrung und den Kenntnissen der Pflegerin. Die Zuverlässigkeit des Personals wird sich darin zeigen, daß es seinen eignen Fähigkeiten die Hilfeleistung anpaßt. Es schadet dem Kranken weniger, wenn nichts oder nicht viel geschieht, als wenn eine falsche oder schlecht ausgeführte Hilfe geleistet wird (Wundinfektion!). Das Personal soll sich hüten, Maßnahmen zu versuchen, die dem Arzte zukommen; ein gut geschulter und gewissenhafter Pfleger wird nie Kurpfuscher werden.

J. Pflege bei ansteckender Krankheit:

Verhütung der Übertragung von Krankheitskeimen auf den Kranken, den Pfleger und andere Personen; Desinfektionslehre.

1. Allgemeines über Infektionskrankheiten und ihre Übertragung, sowie deren Verhütung.

1. Hinsichtlich der Verlaufsart u. Dauer sprechen wir von welchen Arten von Infektionskrankheiten?	Wir unterscheiden **akute** oder hitzige, bei denen die Fieberentwickelung und auch das Abklingen rasch vor sich geht, und **chronische** oder schleichende Infektionskrankheiten.
2. Hinsichtlich der Verbreitungsart sprechen wir von welchem Auftreten der Infektionskrankheiten?	Wir sprechen von **sporadischem** Auftreten, wenn es sich um vereinzelte Fälle an weit auseinanderliegenden Orten handelt; von **Epidemie** oder Volksseuche, wenn die Krankheit zahlreiche Menschen in einem Orte, ganze Ortschaften oder gar ganze Landstriche befällt; herrscht eine übertragbare Krankheit dauernd in einem Orte oder Hause, so nennt man das **Endemie** oder Ortsseuche.
3. Was versteht man unter **Inkubationszeit**?	Die Zeit vom Eindringen des Krankheitsstoffes in den Körper bis zum Ausbruch der Krankheit; sie dauert bei einigen Krankheiten nur wenige Stunden, bei anderen mehrere Wochen.
4. Was sind die Merkmale und Be-	In der Inkubationszeit sind die Krankheitszeichen gewöhnlich noch nicht deutlich

Frage:	Antwort:
gleiterscheinungen der Infektionskrankheiten während der Inkubationszeit?	ausgeprägt; bisweilen sind jedoch **Vorboten**, wie Mattigkeit, Appetitlosigkeit, Kopfschmerz, Unlust zur Arbeit und allgemeines Krankheitsgefühl vorhanden.
5. Welche Krankheitszeichen sind vorhanden vom eigentlichen Ausbruch der Krankheit an?	Der eigentliche Ausbruch der übertragbaren Krankheiten setzt stets mit hohem Fieber, oft unter Schüttelfrost, Schweißausbruch, bisweilen mit Erbrechen ein.
6. Welchen Verlauf pflegt das Fieber zu nehmen?	Den verschiedenen Infektionskrankheiten ist eine ganz bestimmte Fieberkurve eigen, so daß man aus ihrer Betrachtung allein schon oft die Krankheit erkennen kann.
7. Welche Teile unterscheiden wir an der Fieberkurve?	Den Anstieg, die Fieberhöhe (Akme) und den Abfall (vgl. B 13, 14 Seite 17).
8. Was ist ein **Rezidiv**?	Ein Nachschub oder Rückfall, der nach eingetretener Fieberfreiheit eintritt.
9. Was ist neben der Fürsorge für die Kranken die Hauptaufgabe des Pflegepersonals während der Pflege ansteckender Kranken?	Die **Verhütung der Übertragung von Krankheitskeimen**.
10. Auf wen können die Krankheitskeime übertragen werden?	Die Keime können vom Kranken auf das Pflegepersonal und auf andere Personen übertragen werden.
11. Was ist bei Personen mit ansteckenden Krankheiten besonders ansteckend? (Vgl. B 29.)	Alle Aus- und Abscheidungen, z. B. Lungenauswurf, Nasenschleim, Speichel, Erbrochenes, Stuhl, Harn; Blut, Milch, Eiter, Hautabsonderungen, wie Schweiß, Schuppen und die Haare. Dasselbe gilt von den Leichen und Tierkadavern.
12. Welche Krankheiten werden hauptsächlich durch den Auswurf verbreitet?	Lungen- und Kehlkopfschwindsucht, Influenza, Keuchhusten und Lungenpest.
13. Welche durch Rachen- und Nasenschleim?	Diphtherie, Scharlach und Genickstarre.
14. Welche durch Darmentleerungen?	Unterleibstyphus, Ruhr und Cholera.
15. Welche durch Eiter?	Die Wundkrankheiten.

Allgemeines über Infektionskrankheiten. 95

Frage:	Antwort:
16. Welche durch Hautschuppen?	Scharlach und Masern.
17. Welche Krankheit wird häufig auch durch den Urin verbreitet?	Der Typhus. (Vgl. J 55, Seite 100.)
18. Wie wird die Weiterverbreitung der Krankheitskeime durch das Pflegepersonal verhindert? (Vgl. L 21, Seite 113.)	Durch peinlichste Reinlichkeit bei der Pflege und gewissenhafteste Befolgung der Desinfektionsvorschriften.
19. Wie kann die Isolierung der Kranken vorgenommen werden?	Entweder werden die Gesunden vom Kranken entfernt oder die Kranken in Isolierhäuser gebracht. Am wirksamsten wird auch das Pflegepersonal mit isoliert.
20. Wie werden dann Speisen und andere Bedürfnisse des Kranken ins Zimmer gebracht?	Man richtet Einreiche- und Ausreichefenster ein. Die Desinfektion aller Gegenstände erfolgt dann stets vor dem Hinausreichen noch im Krankenzimmer, bzw. dessen Nebenräumen.
21. Wie wird sich das Pflegepersonal selbst gesund erhalten? (Vgl. D 10—11, Seite 29), (M 3—4, Seite 119.)	Durch peinliche Reinlichkeit am eigenen Körper, durch häufige Bäder und Wäschewechsel, durch Vorsicht vor dem Angehustetwerden! Die Widerstandsfähigkeit des Körpers wird erhöht werden durch häufigen Aufenthalt in frischer Luft, ausreichenden Schlaf und Ruhe, zweckmäßige Ernährung.
22. Durch welche ärztlichen Maßnahmen kann die Widerstandsfähigkeit des Kranken und der Schutz des Personals und anderer Personen vor Ansteckung erhöht werden?	Durch die Schutzimpfung bei Pocken, Diphtherie, Wundstarrkrampf und Typhus.
23. Wer hat die Pockenschutzimpfung, wer das Diphtherieheilserum eingeführt?	Jenner hat zuerst gegen Pocken geimpft; das Diphtherieheilserum hat Behring entdeckt. (Vgl. L 26—31, Seite 114; J 71, Seite 101.)
24. Welche besonderen Vorschriften sind bei der	Die Krankenzimmer sind mit erhöhter Sorgfalt reinzuhalten, Aufwirbeln von Staub beim Bettmachen ist zu vermeiden. Die

Frage:	Antwort:
Pflege ansteckender Krankheiten zu beachten? (Vgl. J 98, Seite 104.)	gebrauchte Wäsche wird 2 Stunden in die Desinfektionsflüssigkeit gelegt, ehe sie zum Waschen gegeben wird. Die Ausscheidungen des Kranken werden in dichtwandigen Gefäßen aufgefangen und darin desinfiziert, jede entstehende Verunreinigung des Fußbodens usw. muß sofort desinfiziert werden. Das Personal trägt im Krankenzimmer einen großen weißen Mantel, der vor dem Verlassen wieder abzulegen ist. Tunlichst jede Berührung mit Ansteckungsstoffen ist zu vermeiden (Pinzetten, Gummihandschuhe). Das Personal darf nichts undesinfiziert aus dem Krankenzimmer schaffen. Bei etwaigen Besuchen gelten dieselben Vorschriften.

2. Besonderheiten in der Pflege bei einzelnen ansteckenden Krankheiten.

25. Wie lange ungefähr dauert die Inkubationszeit bei den akuten Infektionskrankheiten?	Bei Lungenentzündung 5—48 Stunden, Influenza und Cholera einige Stunden bis 5 Tage, Fleckfieber 1—9 Tage, Keuchhusten (nicht sicher) 1—11 Tage, Diphtherie 2—5 Tage, Scharlach 2—7 Tage, Genickstarre 4—5 Tage, Pest 5—10 Tage, Masern 8—12 Tage, Ruhr 8—14 Tage, Pocken 1—2 Wochen, Typhus 1—4 Wochen.
26. Welche Infektionskrankheiten gehen mit Hautausschlägen (Exanthem) einher?	Masern, Scharlach, Pocken, außerdem die harmlosen, nicht anzeigepflichtigen Röteln und Windpocken.
27. Wie beginnen Masern, Scharlach u. Pocken?	Vorboten während der Inkubationszeit, wie Appetitmangel, Frösteln, fliegende Hitze sind nur bei Masern, nicht bei Scharlach und Pocken vorhanden. Mit dem Ausbruch des fieberhaften Krankseins geht einher bei Masernkranken ein Katarrh der oberen Luftwege und der Augenbindehäute, also Schnupfen, Husten, Augenschmerzen, Lichtscheu; bei Scharlachkindern häufig Erbrechen und eine Mandelentzündung (Scharlachdiphtherie), also Halsschmerzen und Schluckbeschwerden; bei Pockenkranken heftige Kreuz- und Gliederschmerzen.

Besonderheiten in der Pflege bei einzelnen ansteckenden Krankheiten. 97

Frage:	Antwort:
28. Tritt nun der Hautausschlag zugleich mit dem Fieberbeginn auf?	Nein, bei Masern oft erst ½ Woche, bei Scharlach 1—2 Tage nach Ausbruch des fieberhaften Krankseins.
29. Wie unterscheidet sich der Masernausschlag von dem des Scharlachs?	Der Masernausschlag bildet linsen- bis bohnengroße, gelb- oder braunrote Flecken, die nicht zusammenfließen, so daß die Haut ein fleckiges Aussehen erhält, während der Scharlachausschlag aus feinen, bald zusammenfließenden roten Stippchen besteht und der ganzen Körperhaut eine himbeerfarbene Rötung verleiht; nur das Kinn bleibt frei. Auch die Zunge wird himbeerfarbig.
30. Wie verläuft der Ausschlag bei der Pockenkrankheit?	Zuerst am Kopf, dann am übrigen Körper entstehen kleine, rote, derbe Knötchen, die sich nach 3 Tagen zu Bläschen umwandeln und nach weiteren 3 Tagen zu Eiterpusteln; diese trocknen zwar ein, hinterlassen aber tiefe Narben.
31. Wie lange hält der Ausschlag an?	Bei Masern und Scharlach etwa ½ bis 1 Woche, dann beginnt die Abschuppung, die bei Masern leicht kleienförmig ist, bei Scharlach dagegen, oft erst Ende der 3. Woche beginnend, in langen Fetzen. Diese Schälung erfolgt meist zuletzt an Händen und Füßen.
32. Wie ist der Fieberverlauf bei den fieberhaften Ausschlagskrankheiten?	Das Fieber dauert gewöhnlich während der Zeit des Ausschlags fort und fällt allmählich ab. Nur bei den Pocken steigt es zur Zeit der Umwandlung der Bläschen in Eiterpusteln nochmals an.
33. Wie verhält es sich mit der Ansteckungsfähigkeit?	Sie sind alle 3 sehr leicht übertragbar, die Masern besonders im Beginn, auch noch vor Ausbruch des Ausschlags, Scharlach hauptsächlich zur Zeit der Abschuppung.
34. Sind Masern und Scharlach Kinderkrankheiten?	Sie treten meist im Kindesalter auf, doch werden auch Erwachsene befallen, die in der Jugend davon verschont geblieben sind. Einmaliges Überstehen macht gewöhnlich „immun".
35. Wodurch werden die drei Krankheiten gefährlich?	Durch Neben- und Nachkrankheiten, und zwar bei **Masern**: schwerer Bronchialkatarrh, Lungenentzündung, späterhin Skrofulose und Tuberkulose; bei **Scharlach** besonders die **Scharlachdiphtherie** mit Drüsenvereiterung, **Mittelohreiterung** und Nierenentzündung;

Frage:	Antwort:
	bei Pocken Lungen- und Brustfellentzündungen.
36. Wie lange müssen die Kranken das Bett hüten?	Wenigstens noch einige Tage nach der Entfieberung, am besten bis alle Krankheitszeichen verschwunden sind.
37. Wie soll die Ernährung der Kleinen sein?	Die Diät soll ausschließlich flüssig sein; Milch und Suppe sind die Hauptnahrung, Eier, Fleisch und Wein dürfen nur auf ärztliche Anordnung hin verabreicht werden.
38. Was wird die Pflegerin sogleich tun bei starkem Masernschnupfen?	Einfetten der Nasenlöcher und Oberlippen.
39. Wie wird die Lichtscheu der Masernkranken gemildert?	Durch mäßige Abblendung des grellen Fensterlichts (vgl. C 30, Seite 25).
40. Wie die Schluckbeschwerden der Scharlachkranken?	Durch Eispillen, Gurgeln und Halsumschläge.
41. Was darf die Pflegerin bei plötzlicher großer Schwäche, Herzschwäche oder Verfall reichen? (Vgl. H 21, Seite 85.)	Starken Kaffee oder Tee, Wein, diesen für Säuglinge tropfenweise, 10—20 Tropfen in einem Löffel mit Wasser.
42. Was sind Röteln?	Eine den Masern ähnliche Erkrankung, die aber viel milder, meist ohne Fieber verläuft. Sie erfordern keine besondere Pflege.
43. Was sind Windpocken?	Sie ähneln den echten Pocken, aber verlaufen harmlos in 8—14 Tagen. Warme Vollbäder lindern das Hautjucken. Narben bleiben nur, wenn die Kinder an den Bläschen kratzen! Sie müssen deshalb **Fausthandschuhe bekommen, oder mit einem im Bereiche des Ellenbogens festgebundenen Stück Pappe am Beugen der Arme verhindert werden.**
44. Wie verläuft der **Keuchhusten**?	Nach einem Vorläuferstadium mit Husten und Schnupfen treten die eigentlichen charakteristischen schweren Husten- und Erstickungsanfälle auf, denen oft Erbrechen folgt. Abgesehen von der ernstlichen Erschöpfung des kindlichen Körpers, häufigen

Besonderheiten in der Pflege bei einzelnen ansteckenden Krankheiten. 99

Frage:	Antwort:
	Haut- und Schleimhautblutungen bieten die Hustenanfälle die Gefahr des Hervortretens von Unterleibsbrüchen und Mastdarmvorfall.
45. Auf was beschränkt sich die Pflege beim Keuchhusten?	Auf Erhöhung der Widerstandsfähigkeit des kindlichen Körpers durch reichliche Nahrung und auf zweckmäßiges Unterstützen des Kindes beim Anfall durch Umfassen vom Rücken her. Vorteilhaft ist Luftveränderung.
46. In welchen Formen tritt Pest hauptsächlich auf und durch wen wird die Krankheit verbreitet?	Als Drüsen- (Bubonen), Haut-, Blut-, Lungen- und Darmpest. Die Verbreitung der sehr ansteckenden Krankheit geschieht häufig durch Ratten und Ungeziefer.
47. Was ist Fleckfieber (Flecktyphus) und Rückfallfieber?	Flecktyphus hat mit dem Unterleibstyphus nichts zu tun; er tritt mit zahlreichen roten Flecken am Rumpf unter schweren Fiebererscheinungen meist im Gefolge von Hungersnot auf. Rückfallfieber ist eine ansteckende Krankheit, die mit schweren Fieberanfällen von mehrtägiger Dauer zwischen fieberfreien Zeiten einhergeht.
48. Wie werden die Typhusbazillen gewöhnlich aufgenommen?	Mit der Nahrung oder dem Trinkwasser.
49. Wo rufen sie krankhafte Veränderungen hervor?	Sie siedeln sich hauptsächlich im Dünndarm an und rufen dort Geschwüre hervor.
50. Welche Vorboten sind dem Typhus eigen?	Mattigkeit, Appetitlosigkeit, Kopfschmerz, Unlust zur Arbeit, Verstopfung, die dann in Durchfall übergeht.
51. Wie ist der Fieberverlauf beim Typhus? (Vgl. J 6, S. 94.)	Die Fieberkurve ist eine ganz bestimmte; das Fieber steigt in mehreren Tagen auf die Höhe, verbleibt dort etwa 8 Tage und fällt lytisch — Zeit der steilen Kurven — ab, meist bis unter die Norm.
52. Was ist Nervenfieber?	Die frühere aber unzweckmäßige Bezeichnung für den Typhus, die daher stammt, daß jeder schwere Fall auf der Höhe der Erkrankung mit schweren Hirnerscheinungen: Irrereden, Benommenheit einhergeht.
53. Wie sieht der Stuhl aus?	Während des fieberhaften Krankseins hat der Kranke täglich 3—6 übelriechende, erbsbreifarbige Ausleerungen.

7*

Frage:	Antwort:
54. Was ist bei der Pflege von Typhuskranken von ganz besonderer Bedeutung?	Das Einhalten der ärztlich verordneten Diät, weil jeder Diätfehler, jede feste Kost die im Darm befindlichen Geschwüre reizen, zu unstillbaren Darmblutungen und zum Tod des Kranken führen kann.
55. Was ist beim Typhus besonders ansteckend? (Vgl. J 14, 17, Seite 94, 95.)	Die Darmentleerungen und lange Zeit noch hinterher der Harn, aber auch die Haut zur Zeit des röschenförmigen Ausschlags (Badewasser!).
56. Wie lange dauert der Typhus?	Im allgemeinen 4 Wochen.
57. Welches Organ ist beim Typhus meist in Mitleidenschaft gezogen?	Das Herz ist meist schwer geschwächt und erholt sich erst Monate nach Überstehen der eigentlichen Krankheit.
58. Wo siedeln sich im Gegensatz zum Typhus die Ruhrerreger an?	Im Dickdarm; sie werden ebenfalls mit der Nahrung aufgenommen.
59. Wodurch wird die körperliche Disposition zur Erkrankung begünstigt?	Durch Schädlichkeiten, die die Haut und den Darmkanal treffen (Erkältungen, unreifes Obst).
60. Wieviel Stuhlgänge hat der Ruhrkranke täglich?	20—30 wässerige, mit Blut, Eiter und Schleim gemischte Ausleerungen. Sie sind äußerst schmerzhaft, die Kranken leiden außerdem schwer unter fortgesetztem Stuhldrang.
61. Was ist ansteckend?	Die Ausleerungen sind hochgradig ansteckend und damit alles, was mit ihnen in Berührung kommt (Steckbecken, Latrinen, Wäsche).
62. Wie werden Ruhrkranke behandelt?	Der Leib wird mit heißen Tüchern und Kissen bedeckt, die Nahrungsaufnahme muß sich auf schleimige Getränke beschränken.
63. Wie sind die Krankheitserscheinungen bei der asiatischen Cholera?	Erbrechen und Durchfall, Wadenkrämpfe. Die Ausleerungen sind reiswasserartig, geruchlos und sind unzählbar häufig. Die Temperatur ist meist unternormal.
64. An was gehen Cholerakranke zugrunde?	Die Kranken gehen oft schon wenige Stunden nach Ausbruch der Krankheit an Säfteverlust zugrunde. Die Leichen sind vollständig ausgedörrt infolge der vielen Entleerungen. Deshalb müssen bei jedem Cholera-

Besonderheiten in der Pflege bei einzelnen ansteckenden Krankheiten.

Frage:	Antwort:
	fall im Beginn der Behandlung sofort stopfende, schleimige Getränke in möglichst großer Menge und zwar heiß verabreicht werden.
65. Wo siedeln sich die **Diphtheriebazillen** an?	Auf den Gaumenmandeln, sodann überhaupt im weichen Gaumen und Rachen, manchmal in der Nasenschleimhaut, oft in Kehlkopf und Luftröhre.
66. Wie sieht der Belag aus im Gegensatz zur Mandelentzündung?	Bei der Mandelentzündung besteht er meist aus einzelnen, nicht zusammenhängenden, weißen Pfröpfen (Angina follicularis), während er bei Diphtherie fast immer rasenartig die Mandeln usw. überzieht; er hat eine schmutzig graue Farbe. Die sichere Unterscheidung ist jedoch auch für den Arzt oft schwierig.
67. Wie kann mit Sicherheit die Diagnose auf Diphtherie gestellt werden?	Durch die mikroskopische Untersuchung des Mandelbelages auf Diphtheriebazillen.
68. Wie ist die Temperatur im Gegensatz zur Mandelentzündung?	Die Temperatur ist bei Mandelentzündung meist sehr hoch, 40—40,5° C, während sie sich bei Diphtherie häufig auf der Höhe von 38—39° hält!
69. Was ist besonders ansteckend?	Die Absonderungen aus Mund und Nase.
70. Wovor muß sich daher die Pflegerin in acht nehmen?	Sie soll vermeiden, dem Kranken gerade gegenüber zu stehen, damit sie nicht von dem Ausgehusteten und beim Niesen getroffen wird.
71. Wie wird heutzutage jeder Fall von Diphtherie mit gutem Erfolg behandelt?	Durch Einspritzen von Behringschem Heilserum und zwar ist der Erfolg um so größer, je früher die Einspritzung gemacht werden kann. (Vgl. J 22, 23, Seite 95.)
72. Was kann bei schwerer Diphtherie des Kehlkopfes usw. jeden Augenblick eintreten?	Erstickungsanfälle, die zum Tode führen.
73. Welche Hilfe kann da nur das Leben retten?	Der Luftröhrenschnitt (vgl. G 27, Seite 66).
74. Was sind die Kennzeichen der beginnenden **Lungenentzündung**?	Schüttelfrost, hohes Fieber. Stechen auf der Brust beim Atmen und Husten.

J. Pflege bei ansteckender Krankheit.

Frage:

75. Was begünstigt das Entstehen der Krankheit?

76. Wie ist der Verlauf?

77. Wie sieht der Auswurf aus bei Lungenentzündung?

78. Wie pflegt Influenza aufzutreten?

79. Auf welche Weise äußert sich die Krankheit?

80. Welche Gefahren bringt jede Influenzaerkrankung?

81. Wie wirkt Influenza, wenn sie Personen, die schon an einer anderen Krankheit leiden, befällt?

82. Was ist Genickstarre?

83. Was sind die hauptsächlichsten Krankheitserscheinungen bei Genickstarre?

84. Wie erfolgt die Ansteckung?

85. Was ist Rose (Erysipel)?

86. Welches Krankheitsbild bietet die Gesichtsrose?

Antwort:

Erkältungen.

Meist Krisis am 5. oder 7. Tage unter Schweißausbruch. Für bejahrte Leute dagegen bedeutet jede Lungenentzündung eine ernste Lebensgefahr.

Der Auswurf ist „rostbraun" durch Blutbeimengungen.

Gewöhnlich epidemisch.

Auf dreierlei: entweder bestehen Störungen der Verdauungswerkzeuge (Durchfall, Erbrechen) oder der Atmungswerkzeuge (Katarrh der Luftwege) oder nervöse Erscheinungen (Kopf-, Rücken-, Gliederschmerzen, Schlaflosigkeit). Komplikationen sind schwere Lungen- und Rippenfellentzündungen.

Die Gefahr ernster Nachkrankheiten; Ohren-, Herz- und Nervenleiden, besonders auch der Lungenschwindsucht.

Sie beeinflußt den Verlauf jeder schon bestehenden Krankheit ungünstig. Deshalb müssen kranke Personen vor Berührung mit Influenzakranken gehütet werden.

Eine Entzündung der Hirn- und Rückenmarkshäute.

Nackensteifigkeit, hohes Fieber, Lähmungen und Bewußtseinsstörungen.

Durch die im Nasen- und Rachenschleim der Kranken (Taschentücher!) enthaltenen Kokken.

Das Erysipel ist eine Entzündung der Haut, die auf dem Eindringen von Krankheitskeimen durch geringfügige Verletzungen, wie Schrunden, beruht (oft nach dem Schnupfen).

Meist in der Nähe der Nasenflügel beginnend breitet sich eine flammende Rötung und Anschwellung aus, die schnell wandert,

Besonderheiten in der Pflege bei einzelnen ansteckenden Krankheiten. 103

Frage:	Antwort:
	während die zuerst befallenen Stellen langsam abheilen. In schweren Fällen bilden sich Blasen auf den geröteten Partien oder es kommt zu eitrigen Einschmelzungen (Abszessen).
87. Wie wird Rose behandelt?	Es gibt sehr viele Arten der Behandlung; die gebräuchlichsten sind Bestreichen der erkrankten Hautpartien mit Öl oder Salbe, besonders Ichthyolsalbe, ferner Umschläge mit essigsaurer Tonerde oder Sublimat.
88. Wie kann man bisweilen das Weiterwandern des Erysipels verhindern?	Durch ringförmiges, festes Umlegen eines Heftpflasterstreifens, jedoch noch im Bereich des Gesunden.
89. Welche Krankheit richtet heutzutage die größte Verheerung unter den Menschen an?	Die **Tuberkulose.** Es stirbt jährlich ungefähr der 7. Teil aller Kranken an dieser Krankheit.
90. Ist sie heilbar?	Ja, im Anfangsstadium. Meist aber führt sie allmählich zum Tode.
91. Durch welche Mittel ist sie heilbar?	Heilstättenbehandlung in reiner Gebirgsluft erzielt die besten Resultate.
92. Wo siedelt sich die Tuberkulose im Körper an?	Meist in den Lungen; sie kann aber alle Körperteile, besonders Haut, Knochen, Gelenke befallen.
93. Wodurch wird die Disposition zu tuberkulöser Erkrankung geschaffen?	Zum großen Teil sicher durch Vererbung, dann auch durch allgemeine Schwächlichkeit und anderweitige Krankheit (Influenza!) und durch Berufsschädlichkeiten (Staub!).
94. Was sollen lungenkranke Personen mit dem Auswurf machen?	Sie sollen ihn in kleine Spuckgläser entleeren, die sie stets bei sich tragen.
95. Was ist **Perlsucht?**	Die Tuberkulose des Rindviehs.
96. Ist sie auf den Menschen übertragbar?	Ja, durch die Milch.
97. Was muß deshalb stets mit der Milch vor dem Genuß geschehen?	Sie muß abgekocht werden.

III. Desinfektionslehre.
1. Allgemeines über Desinfektion.

Frage:	Antwort:
98. Was muß bei Bekämpfung der ansteckenden Krankheiten desinfiziert werden? (Vgl. J 114 ff., Seite 106.)	Es soll eine Desinfektion, d. h. Vernichtung aller Ansteckungsstoffe stattfinden, und zwar sollen alle Räume und Gegenstände, mit denen der Kranke vor seiner Isolierung in Berührung gekommen ist, auch die Transportmittel, ferner muß fortlaufend während der Krankenpflege und schließlich nach Abgang (Genesung oder Verlegung oder Tod) des Kranken (Schlußdesinfektion) desinfiziert werden.
99. Was sind die gebräuchlichsten Desinfektionsmittel?	Hitze von wenigstens 100° und die chemischen Desinfektionsmittel.
100. In welcher Form wird die Hitze angewandt?	Durch Verbrennen, Auskochen und als strömender Wasserdampf.
101. Was wird verbrannt?	Keimbehaftete, leicht brennbare Gegenstände von geringem Wert.
102. Was wird ausgekocht?	Die dazu geeigneten Gegenstände, wie Instrumente, Eßgeschirr.
103. Was kann im strömenden Wasserdampf desinfiziert werden?	Reine Wäsche, Möbel ohne fournierte Holzbekleidung, Federbetten, Matratzen, Keilkissen, Teppiche, Stepp-, Reise-, Bett- und wollene Decken, Gardinen, Portièren, Sofas und Roßhaarkissen, Kleidungsstücke ohne Pelz und ohne Lederbesatz, Bücher, Akten, Strohsäcke, soweit sie nicht verbrannt werden sollen.
104. Welche Gegenstände dürfen nicht in Dampf desinfiziert werden?	Geleimte und fournierte Möbel, Hüte, Hutfedern, Pelz-, Leder- und Gummisachen, in Leder gebundene Bücher, Sammet und Plüsch, wertvolle Kleider, gestickte Uniformen und stark befleckte Wäsche.
105. Wie geschieht die Desinfektion der fournierten Möbel, Ledersachen?	Durch gründliches Abwaschen mit einer desinfizierenden Flüssigkeit, wie Karbolsäurelösung usw.
106. Wie wird Pelzwerk desinfiziert?	Es wird auf der Haarseite mit verdünntem Kresolwasser, Karbolsäure- oder Sublimat- oder 1%iger Formaldehydlösung durchfeuchtet, feucht gebürstet und zum Trocknen aufgehängt.

Frage:	Antwort:
107. Wie werden Haar- und Kleiderbürsten desinfiziert?	Sie werden 2 Stunden in 1 %ige Formaldehydlösung gelegt, ausgewaschen und getrocknet.
108. Warum darf mit Blut, Eiter oder Kot beschmutzte Wäsche nicht im Dampf desinfiziert werden?	Weil die Flecken im Dampf „einbrennen".
109. Wie werden Gegenstände, die weder Wasserdampf noch das Abscheuern vertragen, desinfiziert?	Bei der Zimmer(schluß)desinfektion durch das gasförmige Formaldehyd.
110. Wie und wo wird die Desinfektion mit strömendem Wasserdampf ausgeführt?	In einem Dampfdesinfektionsapparate, zumeist in einer besonderen Anstalt.
111. Welche Notbehelfe gibt es an Stelle der Desinfektions-Apparate?	Die Desinfektionstonnen; das sind Tonnen mit durchlöchertem Boden, die auf einen Kessel mit kochendem Wasser gesetzt werden. Im Deckel der mit Desinfektionswäsche etc. gefüllten Tonne muß ein Abzugsloch sein.

2. Die chemischen Desinfektionsmittel.

112. Wann wenden wir die **chemischen Desinfektionsmittel** an?	Bei Gegenständen, die Hitze in irgend einer Form nicht vertragen und durch ihre Größe oder sonstwie ungeeignet dazu sind.
113. Welches sind die gebräuchlichsten Desinfektionsmittel und wie werden sie zubereitet?	1. **Verdünntes Kresolwasser** (2½ %): 50 ccm Kresolseifenlösung oder ½ l Kresolwasser wird mit Wasser zu einem Liter Desinfektionsflüssigkeit aufgefüllt.
	2. **Karbolsäurelösung** (3 %): 30 ccm verflüssigte Karbolsäure wird mit Wasser zu einem Liter Desinfektionsflüssigkeit aufgefüllt.
	3. **Sublimatlösung** (1 °/oo): eine Pastille zu 1 g auf ein Liter Wasser.
	4. **Kalkmilch**: Je 1 l Kalkpulver (frisch gebrannter Kalk in geräumigem Gefäß mit der Hälfte Wasser besprengt) mit je 3 Liter Wasser. An Stelle des Kalkpulvers kann auch je ein

J. Pflege bei ansteckender Krankheit.

Frage:	Antwort:
	Liter gelöschter Kalk (aus einer Kalkgrube) genommen werden. Umrühren!
	5. **Chlorkalkmilch:** Zu 1 l Chlorkalk 5 l Wasser. Umrühren! Vor dem Gebrauch jedesmal frisch zubereiten.
	6. **Formaldehyd** in Dampfform und in wässeriger Lösung (1 %): 30 g der käuflichen Formaldehydlösung (= Formalin, 35 % Formaldehyd enthaltend), mit Wasser zu 1 l Desinfektionsflüssigkeit.

3. Desinfektion im einzelnen während der Pflege.

114. Wie werden die Ausscheidungen des Kranken desinfiziert, und zwar Auswurf, Rachenschleim und Gurgelwasser?	In Speigefäßen mit verdünntem Kresolwasser, Karbolsäure oder Sublimatlösung aufgefangen, bleibt der Auswurf so 2 Stunden stehen, oder er wird in Gefäße mit Wasser und dem ungiftigen Soda gehustet, doch müssen dann die ganzen Gefäße mit dem Inhalt desinfiziert werden. Wird der Auswurf in Sägespäne entleert, so müssen diese dann verbrannt werden.
115. Wie Erbrochenes, Stuhlgang und Harn?	Das Auffangen geschieht in Nachtgeschirren, die sofort mit gleicher Menge Kalkmilch, verdünntem Kresolwasser oder Karbolsäurelösung aufzufüllen sind und so zwei Stunden stehen müssen.
116. Wie werden Blut, Wundausscheidungen und Hautabsonderungen aufgefangen?	Mit Verbandstoffen, die sofort verbrannt oder in Gefäße mit Desinfektionsflüssigkeit 2 Stunden lang gebracht werden. Das gleiche gilt von allen gebrauchten Verbandstoffen, Vorlagen von Wöchnerinnen und Kehricht.
117. Wie Waschwässer, Badewässer, Schmutzwässer?	Die Desinfektion der Wässer erfolgt mit Chlorkalkmilch, und zwar wird soviel zugesetzt, daß das Gemisch stark nach Chlor riecht, oder Kalkmilch soviel, bis Lackmuspapier blau wird. Dauer 2 Stunden. Bei Badewasser wird aus Rücksicht auf die Ventile eine abgeseihte Chlorkalkmilch genommen.
118. Was geschieht mit den Gefäßen, Waschbecken, Spuckgefäßen, Nachtgeschir-	Sie werden nach der Desinfektion des Inhalts gründlich mit verdünntem Kresolwasser, Karbolsäurelösung oder Sublimatlösung gescheuert. Angesetzte Ränder in

Frage:	Antwort:
ren, Steckbecken und Badewannen?	Nachtgeschirren werden durch Auswaschen mit verdünnter Salzsäure schnell entfernt.
119. Wie wird das Eßgeschirr behandelt?	Es wird in Sodawasser ausgekocht; Messer und Gabeln kommen eine Stunde in 1%ige Formaldehydlösung.
120. Was geschieht mit Bett- und Leibwäsche? (Vgl. J 24, Seite 95.)	Sie kommt sofort in ein Gefäß mit verdünntem Kresolwasser oder Karbolsäurelösung, muß von der Flüssigkeit vollständig bedeckt sein und 2 Stunden darin bleiben; dann erst kann sie zum Waschen (Kochen!) gegeben werden.
121. Wie erfolgt die tägliche Desinfektion des Fußbodens?	Er wird täglich einmal mit verdünntem Kresolwasser aufgewischt; sodann aber ist jede Beschmutzung sofort mit einer der desinfizierenden Lösungen gründlich zu reinigen.
122. Wie werden Hände und Körperteile, die infiziert worden sind, behandelt?	Sie werden alsbald in einer der Desinfektionsflüssigkeiten gründlich gebürstet und danach 5 Minuten mit Heißwasser, Seife und Bürste energisch gereinigt.

4. Schlußdesinfektion.

123. Wie geschieht die Zimmerdesinfektion?	In geschlossenen Räumen wird Formaldehyd (pro cbm Luftraum 5 g Formaldehyd oder 5 ccm Formaldehydlösung und 30 ccm Wasser) verdampft. Nach vier Stunden frühestens, womöglich erst nach 7 Stunden geschieht, nach vorheriger Entfernung des Formaldehydgases durch Einleiten von Ammoniakgas, das Öffnen des Zimmers. Die Vornahme dieser Desinfektion liegt geprüften Desinfektoren ob.
124. Wie wirkt Formaldehydgas?	Nur oberflächlich, deshalb muß ihm durch Auseinanderstellen und Ausbreiten der einzelnen Gegenstände tunlichst viel Oberfläche geboten werden.
125. Was geschieht mit den im Zimmer befindlichen großen Gerätschaften, wie Bettstellen, Möbeln?	Sie werden vor der Formaldehydgasdesinfektion gründlich mit einer der Desinfektionsflüssigkeiten abgewaschen und der Raum mit Seifenwasser nachgespült.
126. Was geschieht nach der Desinfektion am besten mit	Die Wände erhalten einen frischen Kalkanstrich, die Fußböden aus Lehm werden mit Kalkmilch bestrichen. Tapezierte Wände,

Frage:	Antwort:
den Wänden und Lehmböden?	die außerdem vorher mit Brot abgerieben sind, werden am besten neu tapeziert.
127. Was hat der Genesene vorzunehmen, ehe die Isolierung aufgehoben werden kann?	Alle von ihm seit Beginn der Krankheit getragene Wäsche und Kleidung muß desinfiziert werden, er selbst muß baden.
128. Wie sind die Leichen von Personen zu behandeln, die an ansteckenden Krankheiten gestorben sind?	Sie werden in Tücher gehüllt, die mit einer der 3 Desinfektionsflüssigkeiten getränkt sind, dann werden sie in dichte Särge gelegt, die am Boden mit einer reichlichen Schicht Sägemehl, Torfmull oder anderen saugenden Stoffen bedeckt sind.

K. Zeichen des eingetretenen Todes; Behandlung der Leiche.

1. Wie hat sich das Pflegepersonal bei Kranken, deren Tod vorauszusehen ist, zu verhalten?	Es muß mit treuer Fürsorge in der Pflege ausharren und die ärztlicherseits getroffenen Anordnungen bis zum letzten Atemzug pünktlich ausführen. Der Kranke darf nicht auf den Gedanken kommen, daß man ihn verloren gibt.
2. Wie bewahrt man im Krankenhaus den Sterbenden vor den Blicken der anderen Kranken und diese vor dem Anblick des Sterbenden?	Durch Vorstellen eines Bettschirmes um das Bett, wenn nicht das Bett mit dem Sterbenden in ein anderes Zimmer gefahren werden kann.
3. Bei eintretender Verschlimmerung im Befinden Schwerkranker, besonders Katholischer, soll die Pflegerin an was denken?	An die rechtzeitige Benachrichtigung des Geistlichen zur Verabfolgung der Tröstungen der Religion.
4. Was sind die Zeichen des herannahenden Todes?	Pulslosigkeit, aussetzendes Atmen (vgl. 18, S. 45), bisweilen große Unruhe, Unbesinnlichkeit, sodann gebrochenes Auge, kalter Todesschweiß.
5. Was für Zeichen	Bedingte und untrügliche.

Behandlung der Leiche.

Frage:	Antwort:
des eingetretenen Todes unterscheiden wir?	
6. Was rechnet man zu den bedingten Todeszeichen?	1. Das Aufhören der Atmung und der Herztätigkeit (Ohr auf die Brust!). 2. Bei Aufträufeln von Siegellack bilden sich weder Rötung noch Blasen auf der Haut. 3. Ein mit einem Faden stark abgeschnürtes Fingerglied wird nicht rot wie beim Lebenden. 4. Die im Dunkeln gegen das Licht gehaltene Hand zeigt an den Fingern kein rosafarbenes Durchschimmern. 5. Der tote Körper nimmt nach einiger Zeit die Temperatur seiner Umgebung an (Todeskälte).
7. Woran kann man bisweilen noch — oder z. B. bei künstlicher Atmung wieder — schwache Atemzüge erkennen?	Ein vor Nase und Mund gehaltener Metallspiegel beschlägt; ein vorgehaltener Federflaum oder eine Kerzenflamme wird bewegt durch die Atmungsluft.
8. Was sind untrügliche Todeszeichen?	1. Die Toten- oder Leichenstarre, die nach 1—2 Stunden am Unterkiefer und Genick beginnt; nach 8 Stunden ist der ganze Körper bis zu den Beinen erstarrt. Die Totenstarre dauert ein bis mehrere Tage. 2. Die Toten- oder Leichenflecke. Wenige Stunden nach dem Tode erscheinen an den nach unten liegenden Teilen der Leiche blaurote Flecken; die durch das Liegen gedrückten Stellen bleiben weiß. 3. Eintrocknen der Hornhaut und Weichwerden des Augapfels. 4. Fäulniserscheinungen, und zwar Leichengeruch, Austritt übelriechender Flüssigkeit aus Mund und Nase, Auftreibung und grünliche Färbung des Unterleibes.
9. Wie lange soll der Verstorbene auf seinem Lager liegen bleiben?	Bis der Tod durch den Arzt festgestellt ist; im allgemeinen jedoch 2 Stunden.

Frage:	Antwort:
10. Zu welcher Zeit soll im Krankenhaus die Leiche nach der Totenkammer überführt werden?	Zu einer Zeit, in der der Transport von anderen Kranken nicht bemerkt wird.
11. Wie muß die Leiche vor Eintritt der Totenstarre besorgt werden?	Die Leiche wird unmittelbar nach dem Tode im Bett gerade gestreckt, die Hände über der Brust gefaltet; die Augenlider werden sanft zugedrückt, der Mund durch Hochbinden des Unterkiefers geschlossen.
12. Wer hat in der Privatpflege die standesamtliche Meldung des eingetretenen Todes zu vollziehen?	Die Pflegerin hat dafür zu sorgen, daß das Familienhaupt oder derjenige, in dessen Behausung der Tod erfolgte, spätestens am nächsten Wochentage die Anzeige erstattet.

L. Gesetzliche und sonstige Bestimmungen, soweit sie die Krankenpflegetätigkeit berühren.

1. Vorschriften über die staatliche Prüfung von Krankenpflegepersonen.

1. Seit wann gibt es **Vorschriften über die staatliche Prüfung** von Krankenpflegepersonen?	Auf Grund des deutschen Bundesratbeschlusses vom 22. 3. 1906 (in Sachsen eingeführt durch Verordnung vom 7. 2. 1909).
2. Was für Krankenpflegepersonen gibt es in Zukunft?	Staatlich approbierte und sogenannte wilde.
3. Was ist zur staatlichen Approbation erforderlich?	Das Bestehen der vorgeschriebenen Prüfung.
4. Wo und von wem werden die Prüfungen abgehalten?	In einem mit Krankenpflegeschule verbundenen Krankenhaus von einer Kommission von 3 Ärzten. Vorsitzender der Kommission ist ein beamteter Arzt.
5. Welche Nachweise sind dem Gesuch um	1. Nachweis der Vollendung des 21. Lebensjahres,

Vorschriften über die staatliche Prüfung von Krankenpflegepersonen. 111

Frage:	Antwort:
Zulassung zur Prüfung beizufügen?	2. behördliches Leumundszeugnis, 3. Das Zeugnis über eine erfolgreich zum Abschluß gebrachte Volksschulbildung oder eine gleichwertige Bildung, 4. eigenhändig geschriebener Lebenslauf, 5. Nachweis körperlicher und geistiger Tauglichkeit zum Krankenpflegedienst, 6. Nachweis einjähriger erfolgreicher und einwandfreier Teilnahme an einem zusammenhängenden Lehrgang in einer staatlich anerkannten Krankenpflegeschule.
6. Aus welchen Teilen besteht die Prüfung?	Aus einem mündlichen und einem praktischen Teile. Sie dauert 3 Tage.
7. Was wird im mündlichen Teile geprüft?	Die Prüfungsgegenstände stimmen mit den Überschriften der Hauptabschnitte dieses Leitfadens überein! Vgl. Inhaltsverzeichnis.
8. Was wird im praktischen Teile geprüft?	Selbständige Pflege eines Kranken bis zum Morgen des 3. Tages, einschließlich einer Nachtwache und schriftlichen Berichtes an den Arzt, ferner erste Hilfe bei Unglücksfällen, Hilfeleistung bei Operationen, bei der Betäubung, bei Ausführung ärztlicher Verordnungen, Badepflege, Desinfektion. (Vgl. die praktischen Aufgaben Seite 133.)
9. Was geschieht, wenn jemand nicht rechtzeitig zur Prüfung erscheint?	Er kann auf 6 Monate von der Prüfung ausgeschlossen werden.
10. Wie oft darf die Prüfung wiederholt werden?	Zweimal, jedoch nicht vor Ablauf von je 6 Monaten.
11. Für welches Land gilt die staatliche Anerkennung?	Für das ganze Gebiet des deutschen Reiches.
12. Kann sie zurückgezogen werden?	Ja, wenn Tatsachen vorliegen, die den Mangel an Eigenschaften dartun, welche für die Ausübung des Krankenpflegeberufes erforderlich sind.

112 L. Gesetzliche und sonstige Bestimmungen.

Frage: Antwort:

2. Vorschriften zur Bekämpfung gemeingefährlicher Krankheiten.

13. In welchem Umfange wird das Krankenpflegepersonal zur Bekämpfung gemeingefährlicher Krankheiten herangezogen?

Es liegt ihm die gesetzliche Anzeigepflicht ob, sobald es die Pflege übernommen hat und die Anzeige nicht durch den Arzt oder Haushaltungsvorstand erstattet ist, bei jeder Erkrankung oder Todesfall oder auch nur Verdacht auf Erkrankung an übertragbarer, gemeingefährlicher Krankheit.

14. Welche anstekkenden Krankheiten sind im deutschen Reiche anzeigepflichtig? (Reichsseuchengesetz v. 30. 6. 1900).

Aussatz, Cholera, Fleckfieber, Gelbfieber, Pest, Pocken.

15. Außerdem in Preußen?

Diphtherie, Genickstarre, Kindbettfieber, Körnerkrankheit, Rückfallfieber, übertragbare Ruhr (Dysenterie), Scharlach, Typhus, Milzbrand, Rotz, Tollwut, Fleisch-, Fisch- und Wurstvergiftung, Trichinose und jeder Todesfall an Lungen- und Kehlkopftuberkulose.

16. In Sachsen sind jedoch außer den im Reichsseuchengesetz angeführten Krankheiten nur welche anzeigepflichtig?

Jeder Erkrankungs- und Todesfall an Krupp, Diphtherie und Scharlach, jeder Verdachts-, Erkrankungs- und Todesfall an Genickstarre und Typhus! Außerdem müssen Tuberkulöse ärztlich angezeigt werden bei Wohnungswechsel und Aufnahme in öffentliche Institute (Hôtel, Krankenhaus), sowie Lupus.

17. Kann entsprechende Anordnung auch für andere Krankheiten erlassen werden?

Ja, von den zuständigen Behörden. Bei Beziehen eines neuen Wohnortes muß sich das Pflegepersonal deshalb um die einschlägigen polizeilichen Bestimmungen kümmern.

18. Wie und an wen wird die Anzeige erstattet?

Schriftlich oder mündlich, auch telephonisch an die Ortspolizeibehörde.

19. Wer die Anzeige über 24 Stunden verzögert, wird wie bestraft?

Mit Geldstrafe bis zu 150 Mk. oder Haft nicht unter einer Woche.

20. Wem darf der Zutritt zu einem an-

Dem beamteten Arzt.

Vorschriften zur Bekämpfung gemeingefährlicher Krankheiten. 113

Frage:	Antwort:
steckenden Kranken nicht versagt werden?	
21. Welche Schutzmaßregeln können ferner getroffen werden zur Verhütung der Weiterverbreitung gemeingefährlicher Krankheiten?	1. Beobachtung krankheits- und ansteckungsverdächtiger Personen. 2. Meldepflicht für zureisende Personen, auch für gesunde, die aus verseuchten Gegenden kommen. 3. Isolierung der erkrankten und verdächtigen Personen, womöglich mit Pflegepersonal, Arzt und Seelsorger, entweder im Hause oder im Krankenhause. 4. Dem Pflegepersonal in der Gemeindepflege ist verboten, gleichzeitig außer dem ansteckenden Kranken andere Kranke zu pflegen; es muß überhaupt den Verkehr mit anderen Personen vermeiden. 5. Gesundheitspolizeiliches Überwachen der Herstellung und des Vertriebes von Gegenständen, die die Krankheiten verbreiten können, unter Umständen Verbot der Ausfuhr. 6. Beschränkung der Menschenansammlungen (z. B. bei Märkten) und der Schiffahrt. 7. Fernhalten jugendlicher Personen vom Schulbesuch, wenn sie aus Behausungen stammen, in denen Krankheiten vorgekommen sind; Mitteilung an den Schulvorstand. 8. Verbot bestimmter Wasserversorgungs- und Badeanstalten. 9. Räumen von Wohnungen und Gebäuden. 10. Anordnung der Desinfektion. 11. Vernichtung von Ratten und Mäusen und Ungeziefer (bei Pestgefahr). 12. Vorsichtsmaßregeln bei Behandlung von Leichen.
22. Kommen stets alle Maßregeln in Betracht?	Nur bei den im Reichsseuchengesetz genannten Krankheiten; bei den übrigen übertragbaren Krankheiten werden meist nur einzelne von diesen Maßregeln getroffen.

Frage:	Antwort:
23. Wer ordnet die jedesmal erforderlichen Schutzmaßregeln an?	Der beamtete Arzt oder dessen Behörde.
24. Kann Entschädigung für Schaden an Sachen und Behinderung an Arbeitsverdienst bezahlt werden?	Ja, auf Antrag hat die Polizeibehörde die Entschädigung zu zahlen, wenn der Geschädigte die Kosten nicht selbst tragen kann.
25. Für Laboratorien, in denen mit Pest-, Cholera- und Rotzerregern gearbeitet wird, gibt es besondere Vorschriften, welche?	Sie sind sehr streng; der Leiter der Arbeiten muß polizeiliche Erlaubnis dazu haben; es dürfen selbst zu den Reinigungsarbeiten nur gut ausgebildete, sehr gewissenhafte Leute verwendet werden.

3. Impfgesetz.

26. Gibt es in Deutschland **Impfzwang**?	Ja, durch das Reichsimpfgesetz vom 8. 4. 1874.
27. Das Impfen gewährt Schutz gegen welche Krankheit?	Gegen die Erkrankung an Pocken.
28. Wer muß geimpft werden?	Jedes Kind vor Ablauf des auf sein Geburtsjahr folgenden Kalenderjahres und jeder Schüler innerhalb des 12. Jahres, sofern nicht ärztliches Attest über Krankheit oder über das Überstehen der natürlichen Pocken der Polizeibehörde vorgelegt wird.
29. Wann werden die Geimpften dem Arzt wieder vorgestellt?	Zwischen dem 6. und 8. Tage nach der Impfung.
30. Wann muß die Wiederholung nicht oder erfolglos Geimpfter erfolgen?	Im nächsten Jahre.
31. Was für Strafe steht auf Nichtbeibringung des Impfscheins?	Die Eltern erhalten Geldstrafe bis zu 20 Mk.; wegen absichtlicher Entziehung des Kindes von der Impfung bis 50 Mk. oder 3 Tage Haft.

4. Reichsversicherungsordnung vom 19. 7. 1911.

Frage:	Antwort:
32. Auf was erstreckt sich die deutsche Reichsversicherungsordnung?	Auf Kranken-, Unfall-, sowie Invaliden- und Hinterbliebenenversicherung.
33. Wer sind die Träger der Reichsversicherung, d. h. wer leistet die Entschädigung?	Für die Krankenversicherung die Krankenkasse, für die Unfallversicherung die Berufsgenossenschaft, für die Invaliden- und Hinterbliebenenversicherung die Landesversicherungsanstalt.
34. Welche öffentlichen Behörden entscheiden bei Streitigkeiten zwischen den Versicherten und den genannten Versicherungsträgern?	Das Versicherungsamt, sodann das Oberversicherungsamt und schließlich das Reichs-(Landes)versicherungsamt, sofern jeweilig innerhalb eines Monats Berufung eingelegt wird.
35. Wer untersteht der **Krankenversicherungspflicht**?	Alle von ihrer Arbeit lebenden, ständig beschäftigten Personen mit einem Einkommen unter 2500 Mk. jährlich.
36. Wer ist befreit von der Versicherung?	Staats- und Gemeindebeamte, Lehrer und Erzieher an öffentlichen Anstalten, sowie Krankenpflegepersonen usw., die als Entgelt nicht mehr als den freien Unterhalt beziehen, sofern entsprechende Unterstützung durch den Arbeitgeber im Krankheitsfalle gewährleistet ist.
37. Wer kann der Versicherung freiwillig beitreten?	Die versicherungsfreien Gewerbetreibenden, Arbeiter, Dienstboten usw., sofern ihr jährliches Gesamteinkommen ebenfalls 2500 Mark nicht übersteigt.
38. Wodurch erwirbt der Versicherungspflichtige Anspruch auf die Leistungen der Krankenkasse?	Durch die Mitgliedschaft bei einer Orts-, Land-, Betriebs- oder Innungskrankenkasse (unter besonderen Bedingungen auch knappschaftlichen oder Ersatzkasse). Die Mitgliedschaft beginnt ohne weiteres mit dem Tage des Eintritts in die versicherungspflichtige Beschäftigung. Die Anmeldung ist lediglich Sache des Arbeitgebers; ihre Unterlassung schmälert nicht das Recht des Arbeiters auf Unterstützung.
39. Wann erlischt die Mitgliedschaft?	Bei Austritt aus dem Arbeitsverhältnis, wenn nicht freiwillig weitergesteuert wird.

Frage:	Antwort:
40. Wer zahlt die Kassenbeiträge?	Zu $^1/_3$ der Arbeitgeber, zu $^2/_3$ der Arbeitnehmer; freiwillige Mitglieder ganz.
41. Was gewähren die Kassen als Mindestleistung?	26 Wochen freie ärztliche Behandlung und Medikamente, sowie andere kleinere Heilmittel, ferner bei Arbeitsunfähigkeit vom 4. Tag nach der Erkrankung an für die gleiche Dauer Krankengeld oder Krankenhauspflege und halbes Krankengeld als Hausgeld an die Angehörigen, ferner Sterbegeld in Höhe des 20fachen Grundlohnes und Wochengeld für 8 Wochen oder Krankenhauspflege, sofern die Wöchnerin seit 6 Monaten Kassenmitglied ist. Zur Krankenhauspflege bedarf es der Zustimmung des Kranken, wenn er Familie hat. An Stelle der Krankenhauspflege kann die Kasse Wartung durch Krankenpfleger im Haushalt gewähren.
42. Wann bedarf es der Zustimmung des Kranken zur Krankenhauspflege nicht?	Bei ansteckenden Krankheiten, bei Zuwiderhandlung gegen die Krankenordnung oder die ärztlichen Anordnungen und wenn der Zustand oder das Benehmen des Kranken ständige Beobachtung erfordert.
43. Welche Strafbefugnis hat die Kasse über die Mitglieder?	Sie kann den Kranken bei Verstoß gegen die Krankenordnung oder Übertreten der ärztlichen Anordnungen mit Geldzahlung bis zum dreifachen Betrage des täglichen Krankengeldes bestrafen.
44. Wer ist gegen Unfall versichert?	In gewerblichen und landwirtschaftlichen Betrieben sind alle Arbeiter sowie Betriebsbeamte mit Einkommen unter 5000 Mk. bei den Berufsgenossenschaften gegen Unfall versichert und zwar lediglich durch die Beiträge der Arbeitgeber, ohne daß die Arbeitnehmer selbst eine Zahlung leisten.
45. Was gewährt die Berufsgenossenschaft?	Bei Beschädigung durch Unfall die Kosten des Heilverfahrens nach der 13. Woche, $^1/_{15}$ des Jahresarbeitsverdienstes — jedoch mindestens 50 Mk. — bei Todesfall, Rente an den Verletzten während der Erwerbsunfähigkeit und an die Hinterbliebenen vom Todestage an.
46. Wer muß den Unfall anzeigen?	Der Arbeitgeber muß den Unfall innerhalb von 3 Tagen an die Ortspolizeibehörde und an die Berufsgenossenschaft melden.

Frage:	Antwort:
47. Wann verliert der Verletzte alle Ansprüche an die Berufsgenossenschaft?	Wenn der Unfall nicht innerhalb zweier Jahre behördlich festgestellt ist.
48. Auf was soll die Pflegerin hinwirken?	Daß auch bei unscheinbaren Verletzungen ein etwaiger Unfall gemeldet wird, daß aber auch anderseits die Wohltaten des Gesetzes nicht unberechtigt ausgenützt werden.
49. Wer ist zur Invaliden- und Hinterbliebenenversicherung verpflichtet?	Vom vollendeten 16. Lebensjahre an alle von Arbeit lebenden Personen mit Jahresverdienst unter 2000 Mk.
50. Wer ist befreit?	Pensionsberechtigte und Staatsbeamte, Empfänger von Rente von wenigstens 116 Mk. jährlich, Personen über 70 Jahre.
51. Wer kann sich freiwillig versichern?	Personen unter 40 Jahren mit 2000 bis 3000 Mk. Arbeitsverdienst.
52. Wozu berechtigt die Invaliden- und Hinterbliebenen-Versicherung?	Nach Ablauf der Wartezeit von 200 bezw. 500 Beitragswochen zum Bezug von Krankenrente, wenn der Versicherte während eines halben Jahres und darüber erwerbsunfähig gewesen ist, zum Bezug von Invalidenrente, wenn er dauernd weniger als $1/3$ Arbeitsfähigkeit hat; Altersrente erhalten alle Personen über 70 Jahre, die keine Invalidenrente beziehen. Witwenrente erhält die invalide Witwe, Waisenrente die Kinder unter 15 Jahren nach dem Tode des versicherten Mannes bzw. Vaters oder wenn dieser ein Jahr verschollen ist. Versicherten Frauen kann bei der Heirat die Hälfte der gesteuerten Beiträge herausgezahlt werden, doch ist davon als sehr unzweckmäßig abzuraten.
53. Was können die Versicherungsanstalten zur Verhütung der Invalidität gewähren?	Heilverfahren in Krankenhäusern, Badeorten und Kuranstalten, mit gleichzeitiger Auszahlung von Krankengeld.
54. Wie werden die Invalidenbeiträge entrichtet?	Durch Einkleben von Beitragsmarken in Quittungskarten, die von den Postanstalten zum Nennwert abgegeben werden.

Frage:
55. Wer bezahlt die Marken?

Antwort:
Der Arbeitgeber, der den Versicherten die Beitragswoche hindurch beschäftigt. Er kann die Hälfte des Betrages bei der Lohnzahlung wieder abziehen.

5. Sonstige gesetzliche Bestimmungen.

56. Ist die selbständige Ausübung der **Krankenpflegetätigkeit als Gewerbe** anzusehen?

Ja; deshalb ist bei Beginn der Tätigkeit als selbständige Pflegeperson der Behörde davon Anzeige zu erstatten.

57. Wie weit geht die **Verantwortung der Pflegerin** gegenüber den ihr anvertrauten Kranken?

Ernste Versäumnisse bei Krankenwachen, Verwechselungen von Arzneien usw., werden als fahrlässige Körperverletzung mit Geldstrafe bis zu 900 Mk. oder Gefängnis bis zu 3 Jahren, auf Antrag ferner mit einer Buße bis zu 6000 Mk. bestraft.

58. Ist der Pfleger außerdem zum Ersatz des angerichteten Schadens verpflichtet?

Ja, bei allen durch Fahrlässigkeit verursachten Schäden.

59. Was ist zum **Schutz der Leichen** gesetzlich verboten?

Das Beerdigen eines Leichnams ohne Vorwissen der Behörde oder unbefugtes Wegnehmen eines Leichenteiles.

60. Wann ist ein **Testament** rechtsgültig?

Entweder wenn es vor einem Notar oder Richter errichtet wird, oder wenn es unter Angabe des Ortes und Tages eigenhändig geschrieben und unterschrieben ist.

61. Wie weit geht die gesetzliche **Schweigepflicht** des Pflegepersonals?

Mit Geldstrafe bis zu 1500 Mk. oder Gefängnis bis zu 3 Monaten werden Medizinalpersonen bestraft, wenn sie Privatgeheimnisse, selbst die Diagnose offenbaren, die ihnen kraft ihres Amtes bekannt sind. Zur Wahrung dieses Berufsgeheimnisses muß sogar die Zeugenaussage vor Gericht verweigert werden. In zweifelhaften Fällen befrage der Pfleger den Richter, ob er gesetzlich aussagen darf.

62. Wer ist zur **standesamtlichen Anzeige** der Geburt eines Kindes verpflichtet?

In erster Linie der Vater, dann die Hebamme, der Arzt oder eine andere bei der Geburt zugegen gewesene Person.

Verpflichtungen des Krankenpflegepersonals. 119

Frage:	Antwort:
63. Wie wird sie erstattet?	Mündlich vor dem zuständigen Standesbeamten innerhalb einer Woche.
64. Wer muß einen Sterbefall, auch ein totgeborenes Kind anmelden?	Das Familienhaupt oder derjenige, in dessen Behausung sich der Sterbefall ereignet hat.
65. Wer hat **Fahrpreisermäßigung auf Eisenbahnen**?	Die Mitglieder von Krankenpflegevereinen in Ausübung des Berufes und bei Reisen zu Erholungszwecken, ferner auch mittellose Kranke auf Bescheinigung der Behörde bei Reisen nach Krankenhäusern usw.
66. Darf jede beliebige Person Schwesterntracht und **Abzeichen des Roten Kreuzes** tragen?	Tracht kann getragen werden, doch sind die angemeldeten Vereinsabzeichen und das rote Kreuz für die dazu Berechtigten gesetzlich geschützt.

6. Genfer Konvention.

67. Was versteht man unter „Genfer Konvention"?	Die 1864 in Genf getroffene Vereinbarung der europäischen Großmächte, daß im Kriege die bei der Krankenpflege beschäftigten Personen und teilweise auch das dazu gehörige Material den Kriegsgesetzen nicht unterworfen sein soll.
68. Welches Zeichen der Neutralität ist vereinbart worden?	Das rote Kreuz im weißen Felde, das vom Krankenpflegepersonal in einer — gestempelten — Binde um den linken Oberarm getragen wird.

M. Verpflichtungen des Krankenpflegepersonals

in bezug auf allgemeines Verhalten, namentlich Benehmen gegenüber den Kranken und ihren Angehörigen sowie gegenüber den Ärzten, Geistlichen und Mitpflegern, Berücksichtigung des Seelenzustandes des Kranken, Verschwiegenheit.

1. Was sind die **Haupteigenschaften**, die, abgesehen von den erforderlichen	**Furchtlosigkeit** und **Gottvertrauen** neben einer ausgesprochenen **Neigung zum Beruf**; **Wahrheitsliebe**, **Taktgefühl**, **Geduld** und **Gehorsam**, **zuverlässige Treue**

M. Verpflichtungen des Krankenpflegepersonals.

Frage:	Antwort:
praktischen Kenntnissen, vom Krankenpflegepersonal verlangt werden müssen?	in pünktlicher Ausführung aller ärztlichen Anordnungen. **Fügsamkeit in allen** oft unbehaglichen Verhältnissen. Im Krankenzimmer darf die Pflegerin vor keiner Arbeit und Hilfeleistung zurückschrecken. **Beobachtungsgabe** und eine **zarte Hand** können durch Übung und redliches Bestreben entwickelt werden.
2. Was soll sich ferner im Benehmen und im Äußeren der Pflegerin zeigen?	**Sinn für Ordnung und Einfachheit; Sauberkeit** in der Kleidung, **Ruhe** in allen Bewegungen.
3. Wie soll sich das Pflegepersonal selbst frisch und gesund erhalten? (Vgl. J 21, Seite 95.)	Es soll seine freie Zeit durch Aufenthalt in frischer Luft ausnützen, es soll auch bei der Pflege Schwerkranker zu rechter Zeit auf die eigene Erholung und besonders auf Schlaf bedacht sein und nicht durch Überanstrengung sich und den Kranken schädigen.
4. Vor welchen Gesundheitsschädigungen soll sich das Pflegepersonal hüten?	Vor Mißbrauch geistiger Getränke und vor betäubenden Arzneimitteln. Einmal genommen verursachen sie stets Hunger nach mehr und schädigen wiederholt genommen die Gesundheit aufs schwerste. Fühlt sich der Pfleger nicht wohl, befragt er den Arzt.
5. Auf was soll die Pflegerin niemals bedacht sein?	Auf Gewinn oder Dank.
6. Wie erreicht das Personal, daß es stets auf der Höhe des Wissens und Könnens steht?	Es soll keine Gelegenheit versäumen zur Fortbildung in der Krankenpflege und zur Hebung der allgemeinen Bildung durch Lektüre, Besuch von Konzert, Theater, Ausstellungen usw.
7. Wie soll das Pflegepersonal **den Kranken** gegenüber auftreten?	Bestimmt und sicher, dabei stets zuvorkommend und willig, mehr heiter als ernst. Die Pflegerin muß vor allem bestrebt sein, das Vertrauen des Kranken zu gewinnen.
8. Wie soll die Unterhaltung mit dem Kranken sein?	Sie soll sich dem Zustand und dem Bildungsgrad des Kranken tunlichst anpassen, den Kranken vor allem von seinem Leiden ablenken; womöglich soll die Pflegerin gar nicht über Krankheit sprechen, jedenfalls den Kranken, ebenso wie die Angehörigen betreffs Auskunft über das Leiden stets an den Arzt verweisen.

Benehmen gegenüber den Kranken.

Frage:	Antwort:
9. Wie soll die Lektüre gewählt werden?	Schwerkranke brauchen Ruhe und keine Lektüre. Rekonvaleszenten wird etwas vorgelesen, oder es werden ihnen kleine Erzählungen, Märchen, gute humoristische Sachen zum Lesen gegeben. Tageszeitungen womöglich nicht; sie bringen oft Ereignisse, die den Kranken aufregen.
10. Welche Stellung soll die Pflegerin auf Krankensälen einnehmen?	Sie ist Stellvertreterin des Arztes gegenüber den Kranken und muß auf gute Ordnung und Disziplin halten. Das erreicht sie am besten, wenn sie für genaues Befolgen der Hausordnung Sorge trägt.
11. Wozu sollen Leichtkranke angehalten werden?	Zu Rücksicht auf die Schwerkranken; sie sollen sich außerhalb des Krankensaales durch Spiele usw. beschäftigen.
12. Wie soll die Pflegerin den Angehörigen gegenüber auftreten?	Freundlich, bescheiden und zuvorkommend. Die Pflegerin soll willig bei der Pflege Schwerkranker alle Dienstleistungen im Krankenzimmer ausführen, in der Privatpflege aber auch in der Wirtschaft und Beaufsichtigung der Kinder, soweit es möglich und notwendig ist, behilflich sein und nicht etwa selbst Bedienung verlangen.
13. Wie ist die Stellung der Pflegerin zum Arzt?	Der Arzt ist der Vorgesetzte der Pflegerin; deshalb muß sie bestrebt sein, seinen Wünschen und seiner Eigenart in jeder Hinsicht gerecht zu werden und sich ihm anzupassen. Alle ärztlichen Anordnungen, auch die scheinbar unwichtigen, müssen pünktlich ausgeführt werden.
14. Wie soll sich das Personal gegen Mitpfleger bei gemeinsamer Pflegetätigkeit verhalten?	Es ist von großer Bedeutung für den Kranken, daß die Pflegenden übereinstimmend arbeiten und sich gut vertragen. Dabei müssen sich die jüngeren den älteren Pflegerinnen willig fügen und nicht empfindlich sein. Die älteren sollen es aber auch nicht an Geduld und Nachsicht fehlen lassen. Mitpflegenden Wärtern gegenüber wird die Pflegerin durch sicheres Taktgefühl stets das Richtige zu treffen wissen.
15. Wie soll das Pflegepersonal sich gegen die Geistlichen benehmen?	Es soll ihnen rechtzeitig die Wünsche der Patienten nach den Tröstungen der Religion übermitteln, jedoch das Einwirken auf die Kranken im Sinne einer anderen Religion unbedingt ablehnen. Das Personal

Frage:	Antwort:
	muß sich der religiösen Auffassung des Kranken anpassen.
16. Wie berücksichtigt die Pflegerin am besten den Seelenzustand des Kranken?	Sie sucht durch warme herzliche Anteilnahme das Vertrauen des Kranken und dadurch ein Bild von seinen Sorgen und Gedanken zu gewinnen. Den oft unfreundlichen, eigensinnigen Stimmungen des Kranken kann sie am besten begegnen, wenn sie gleichmäßig freundlich ist; sie kann so viel zur Genesung beitragen.
17. Wie weit muß die Verschwiegenheit der Pflegerin gehen?	Sie darf nie über die Art des Leidens Auskunft geben, oft selbst nicht den Angehörigen (gesetzliches Berufsgeheimnis, vgl. L 61, S. 118), aber auch intime Familienangelegenheiten, die ihr erzählt worden sind, oder die sie selbst beobachtet hat, dürfen nicht zum Unterhaltungsstoff mit anderen Leuten gemacht werden. Eigne und Berufsangelegenheiten stelle sie stets in den Hintergrund.

N. Die wichtigsten Grundsätze der Säuglingspflege.

1. Die Pflege der Wöchnerin.

1. Wem muß sich die Pflegerin bei der Wochenpflege unterordnen?	Sie hat sich dem Arzt unterzuordnen, aber auch den Weisungen der Hebamme Folge zu leisten.
2. Wann darf eine Pflegerin niemals den Dienst bei der Wöchnerin antreten?	Wenn sie unmittelbar vorher Personen mit ansteckenden Krankheiten, besonders mit Kindbettfieber, Rose, Eiterungen, Diphtherie oder Scharlach gepflegt hat.
3. Welche Krankheit droht jeder Wöchnerin?	Das Kindbettfieber. (Vgl. B 32, 33, S. 19.)
4. Wie kann dies nahezu mit Sicherheit vermieden werden?	Durch peinlichste Asepsis bei der Geburt und bei der Wochenpflege.
5. Was ist bei allen Wöchnerinnen regelmäßig zu beobachten?	Temperatur und Puls, weil Erhöhung der Temperatur fast immer den Verdacht auf Kindbettfieber erweckt.

Die Pflege der Wöchnerin.

Frage:	Antwort:
6. Wann ist sofort der Arzt zu benachrichtigen?	Wenn die Temperatur über 38° C steigt.
7. Was hat die Pflegerin für die Wochenpflege vorrätig zu halten?	Waschgelegenheit und womöglich abgekochtes heißes und kaltes Wasser, die ärztlich verordneten Desinfektionsmittel, Spülkanne mit ausgekochtem Gummischlauch und je einem Mutterrohr und Afterrohr, Steckbecken, Fieberthermometer, sterile Watte, dreieckige Tücher, $^1/_2$ l Weingeist.
8. Wie ist das Wochenbettzimmer zu wählen?	Groß und ruhig ohne überflüssigen Inhalt, besonders ohne Staubfänger. Die Lüftung soll ohne Zug möglich sein, da die Wöchnerin wegen ständig feuchter Haut besonders empfindlich ist gegen jede Erkältung.
9. Welche Temperatur soll das Wochenbettzimmer haben?	19° C.
10. Wie soll das Wochenbett beschaffen sein?	Es soll freistehen, womöglich eine dreiteilige Matratze und keine Federbetten haben; das Kopfende wird durch Kissen ein wenig erhöht, das Fußende zum Stützen mit dickem Querpolster versehen. In der Mitte des Bettes wird über das Bettlaken eine breite Gummiunterlage gelegt und darüber eine noch breitere Leinenunterlage. Zum Zudecken dient nur eine Steppdecke oder eine überzogene wollene Decke.
11. Wie wird die Wöchnerin alsbald nach der Entbindung gelagert?	Die Frau soll im Wochenbett vollste körperliche und seelische Ruhe haben, deshalb müssen alle Aufregungen, auch Besuche von ihr ferngehalten werden. Die ersten 3 Tage ist nur Rückenlage gestattet. Um den Leib wird zur guten Rückbildung der Bauchdecken ein festgewickeltes Handtuch gelegt.
12. Wann darf die Wöchnerin erst aufstehn?	Am 9. Tage, wenn nicht andere ärztliche Verordnungen getroffen sind. Das um den Leib gewickelte Handtuch wird beim Aufstehen durch eine passende Leibbinde ersetzt, um der Bildung eines Hängebauchs vorzubeugen. 4—6 Wochen nach der Geburt darf die Wöchnerin das erste Mal ausgehen, soll aber das Treppensteigen vermeiden.

124 N. Die wichtigsten Grundsätze der Säuglingspflege.

Frage:	Antwort:
13. Wann wird das erste Umbetten vorgenommen?	Frühestens am 2. Tage mit Hilfe der Hebamme unter ängstlichem Vermeiden unnötiger Bewegung und Abkühlung.
14. Wann und wie soll die Wäsche gewechselt werden?	Sobald sie verunreinigt ist; frische Wäsche muß gut durchwärmt sein.
15. Wie soll die Ernährung der Wöchnerin sein?	Die ersten Tage flüssig, Suppendiät, dann leicht und naturgemäß. Stillende Frauen sollen viel trinken, besonders viel Milch, aber keinen Alkohol, nicht stillende möglichst wenig Flüssigkeit aufnehmen.
16. Wann erfolgt gewöhnlich der erste Stuhlgang?	Erst am 3. oder 4. Tage.
17. Was befördert den Stuhl?	Pflaumenbrühe, Apfelmus. Wenn bis zum 5. Tage kein Stuhl erfolgt, ist vorsichtiger Einlauf erlaubt. Abführmittel sind verboten, weil sie in die Milch übergehen.
18. Was ist Wochenfluß?	Eine Wundabsonderung aus den Geburtsorganen.
19. Wie sieht der Wochenfluß aus?	In den ersten Tagen blutig, dann bräunlich, weiterhin dünnflüssig, gelblich, eiterähnlich. Er hat einen faden, süßlichen Geruch.
20. Wie lange hält der Wochenfluß an?	Bei stillenden Frauen 6 Wochen, bei nichtstillenden 2—3 Monate.
21. Wann tritt das erste Unwohlsein wieder auf?	Nach 6 Wochen bei Nichtstillenden, bei stillenden Frauen meist erst, wenn das Kind entwöhnt ist.
22. Wie wird der Wochenfluß aufgefangen?	Durch einen großen Bausch steriler Wundwatte, die am besten mit dreieckigem sauberem Leinentuch befestigt wird; 3—4 mal täglich Wechsel.
23. Was geschieht mit der gebrauchten Watte und der beschmutzten Wäsche?	Die Watte wird verbrannt, die Wäsche in Sodalösung gekocht, dann gewaschen und geplättet.
24. Wann muß die beschmutzte Watte dem Arzt aufgehoben bzw. dieser benachrichtigt werden?	Wenn der Wochenfluß faulig riecht, sehr stark ist oder länger als 4 Tage blutig bleibt, wegen des Verdachtes, daß noch Reste in der Gebärmutter zurückgeblieben sind.
25. Wie geschieht die	Außer der regelmäßigen Abwaschung von

Die Pflege der Wöchnerin.

Frage:	Antwort:
Reinigung der Wöchnerin?	Gesicht und Händen, sowie Haarkämmen ist täglich mindestens zweimal Waschen der Gesäßgegend mit abgekochtem, lauwarmen Wasser erforderlich. Dazu wird die Wöchnerin auf eine am Rand durch Lysol desinfizierte und erwärmte Bettschüssel gelegt, die Beine leicht gespreizt; Abspülen mit dem Strahl der sterilen Spülkannenflüssigkeit, Abtrocknen mit reiner Wundwatte; Vermeiden jeder Berührung mit den Händen!
26. Bei Reinigung des Afters darf nur wie gewischt werden?	Von den Geschlechtsteilen nach dem After, nicht umgekehrt, damit keine Wundinfektion (Kindbettfieber) eintritt.
27. Sind Scheidenspülungen bei Wöchnerinnen erlaubt?	Nein, nur auf ausdrückliche ärztliche Anordnung.
28. Wie werden sie ausgeführt?	Bei leicht gespreizten Beinen werden die Labien auseinander gezogen und das ausgekochte Mutterrohr wird bei fließender Spülflüssigkeit so tief in die Scheide eingeführt, als es ohne Schmerz geschehen kann.
29. Wie kann die Brust zum **Stillgeschäft** vorbereitet werden?	In den letzten Monaten der Schwangerschaft werden die Brustwarzen durch tägliches Waschen mit verdünntem Spiritus abgehärtet; Hohlwarzen werden mit Milchsaugern herausgezogen.
30. Wie werden die Brüste während des Nährgeschäfts gepflegt?	Durch peinliches Abwischen mit ausgekochtem Läppchen und abgekochtem Wasser, eventuell auch mit Weingeistzusatz, nach jedem Anlegen des Kindes (s. Nr. 44).
31. Wenn die Warzen oder auch andere Stellen der Brust schmerzen, muß was geschehen?	Meldung an den Arzt, weil wundgesogene Warzen leicht Anlaß zu schweren Entzündungen und Eiterungen der Brust werden können.
32. Wie kann der Schmerz bis zur Ankunft des Arztes gelindert werden?	Durch Hochbinden der Brust.
33. Wie können die Warzen vor Wundsein geschützt werden?	Durch sogenannte Warzenhütchen aus Gummi oder Bestreichen der Warzen mit Gaudanin (eine Paragummilösung).
34. Was sind **Milchknoten**?	Die sich in den ersten Tagen durch das Zuschießen der Milch in den Brüsten bil-

Frage:	Antwort:
	denden schmerzhaften Knoten. Die Pflegerin vermag sie nicht mit Sicherheit von entzündlichen Anschwellungen zu unterscheiden.

2. Pflege des Säuglings.

Frage:	Antwort:
35. In welchen Berufsklassen ist die **Säuglingssterblichkeit** am größten?	Im Arbeiterstand.
36. Worauf beruht die große Säuglingssterblichkeit?	Auf Mangel an Pflege und auf unzweckmäßiger Ernährung.
37. Worauf kommt es also bei der Säuglingspflege vor allem an?	Auf peinlichste Reinlichkeit bei der Pflege, und auf gewissenhafteste Überwachung der Ernährung.
38. Was ist für die Säuglingspflege bereit zu halten?	Badewanne; sterile Mullkompressen und Nabelbinde; Puder; die erforderliche Kleidung, und zwar ein hinten offenes Hemdchen und Jäckchen aus weichem Stoff, Windeln, und zwar je eine weiße dünne und eine wollene, Flanelltuch und Steckkissen; eine eigene Lagerstätte für den Säugling, und zwar ein auf Füßen stehendes Kinderbett oder entsprechend gestellter Korb mit Gummieinlage; 2 Emailleschälchen, eins für abgekochtes Wasser und ausgekochtes Läppchen zum Reinigen der Augen, eins mit Alkohol; Uhr; Säuglingswage, Waschvorrichtung, Thermometer.
39. Warum sind Emailleschälchen zu empfehlen?	Weil sie mit dem Läppchen und Saugpfropf zusammen ausgekocht und steril aufbewahrt werden können. Der Deckel wird erst vor dem Gebrauch abgenommen.
40. Was ist die beste Ernährung für jeden Säugling?	Die Muttermilch, weil sie nie zersetzt und nie verunreinigt ist.
41. Hat das Stillen für die Frauen Nachteile?	Nein; es ist nicht der Fall, daß stillende Mütter frühzeitig altern und verblühen.
42. Wann nur ist das Selbststillen der Mutter zu verbieten?	Bei schweren Erkrankungen der Mutter (Lungen-, Herz-, Nierenleiden) und sehr fehlerhaften bes. eingezogenen Brustwarzen. In zweifelhaften Fällen wird der Arzt befragt.

Pflege des Säuglings.

Frage:	Antwort:
43. Wann soll das Neugeborene zum ersten Male angelegt werden?	Frühestens 6 Stunden nach der Geburt, damit die Wöchnerin zunächst Ruhe hat; es kann auch ohne Schaden bis zu 24 Stunden gewartet werden.
44. Wie geschieht das Anlegen?	Vorher wäscht die Pflegerin sich und der Wöchnerin die Hände, dann wird die Brustwarze mit abgekochtem kalten Wasser und Mulläppchen gewaschen. Die Wöchnerin legt sich etwas auf die Seite, deren Arm das Kind aufnimmt und faßt zwischen Zeige- und Mittelfinger der anderen Hand die Brustwarze, um sie dem Kind in den Mund zu schieben. Diese Finger bleiben liegen und halten die Brust von der Nase des Säuglings fern, damit er während des Saugens atmen kann. Nun Alkoholwaschung.
45. Wie lange soll das Kind an der Brust liegen bleiben?	Bis es satt ist, also etwa $1/4$ bis $1/2$ Stunde; wenn es nicht mehr schluckt, sondern nur lutscht, wird es abgenommen, weil das Kind durch Saugen ohne Trinken leicht Erbrechen bekommt und die Warzen wund werden.
46. Wie oft soll das Kind angelegt werden?	Ganz regelmäßig. Anfangs alle $2\frac{1}{2}$—3, später alle 3—4 Stunden, also täglich anfangs 7—8, später 5—6 mal mit einer nächtlichen Pause von 6—8 Stunden.
47. Welche Brust wird gegeben?	Für eine Mahlzeit immer nur eine und zwar abwechselnd; im Notfall beide.
48. Wieviel soll der Säugling täglich an der Brust trinken?	In den ersten Wochen 60—100 g, später 200—250 g, ausnahmsweise, bes. früh, auch mehr.
49. Wie kann man kontrollieren, ob das Neugeborene genug Nahrung erhält?	Durch Feststellung des Gewichts vor und nach dem Trinken.
50. Wie sieht eine Säuglingswage aus?	Es ist eine auf einer exakten Dezimalwage ruhende Blechmulde, in die der Säugling mit seiner Kleidung gelegt wird.
51. Wieviel soll der Säugling überhaupt wiegen?	Bei der Geburt wiegt ein Knabe durchschnittlich 3400, ein Mädchen 3200 g, nimmt in den ersten 4 Tagen an Gewicht ab, erreicht in der Mitte oder Ende der 2. Woche das Anfangsgewicht wieder und soll nun ungefähr: im ersten Vierteljahr 3×70, im zweiten 2×70 und im dritten 1×70 g wöchentlich zunehmen.

Frage:	Antwort:
52. Was soll womöglich geschehen, wenn eine Mutter nicht stillen kann?	Es ist wichtig, daß der Säugling wenigstens einige Wochen Muttermilch hat; langt sie bei der eigenen Mutter nicht zu, so werden neben dem Stillen 1—2 Flaschen Kuhmilch gegeben. Geht das Stillen überhaupt nicht, so soll, wenn es die Verhältnisse gestatten, eine Amme beschafft werden; wenn das nicht möglich ist, wird das Kind künstlich ernährt durch Kuhmilch, die der Muttermilch am nächsten kommt, weniger süß, aber reicher an Fett ist.
53. Was ist bei **Flaschenernährung** als ganz besonders wichtig von der Pflegerin zu verlangen?	Die größte Pünktlichkeit, Sauberkeit und Vorsicht.
54. Woher soll die Milch beschafft werden?	Tunlichst aus einem nahe gelegenen Stalle, weil die Milch auf längerem Transport, besonders in der heißen Zeit leidet, ferner sollen die Kühe mit Trockenfutter, nicht mit Rübenschnitzel oder Kohl gefüttert sein.
55. Was geschieht mit der Milch sogleich nach Empfang?	Sie wird sofort nach Empfang mehrere Minuten gekocht und dann gut zugedeckt in demselben Gefäß am kühlen Ort aufbewahrt.
56. Welcher Kochapparat ist am praktischsten?	Der sogenannte Soxhletsche Apparat: die Milch wird nicht im Topf, sondern alle für einen Tag nötigen, milchgefüllten Flaschen werden auf einem Gestelle im Wasserbad gekocht. Die Flaschen sind mit einer Gummiplatte (die sich beim Abkühlen der Milch von selbst einzieht) verschlossen und brauchen dann zum Gebrauch nur erwärmt zu werden.
57. Wie wird die Kuhmilch verdaulicher und der Frauenmilch ähnlicher gemacht?	Durch Verdünnen mit abgekochtem Wasser und Zuckerzusatz. Beim Soxhletapparat wird die Milch vor dem Einfüllen in die Flaschen auf die gehörige Verdünnung gebracht.
58. In welcher Verdünnung wird die Milch verabreicht?	Am ersten Tage braucht das Kind noch gar keine Milch, es genügt für jede Mahlzeit bei Durst ein Eßlöffel Fencheltee; vom 2. Tage ab wird Eindrittelmilch (1 Teil Milch und 2 Teile abgekochtes Wasser), vom Ende des 2. Monats ab halbe Milch, vom 4. Monat ab Zweidrittelmilch, vom 5. Monat ab Drei-

Pflege des Säuglings.

Frage:	Antwort:
	viertelmilch gegeben; vom 7. Monat ab wird reine Milch vertragen.
59. Wieviel Zucker wird zugesetzt?	Etwa 5 % (ein abgestrichener Teelöffel enthält ca. 2,5 g Zucker). Anfangs Milch-, später Malzzucker. Soxhlets Nährzucker stopft, Soxhlets verbesserte Liebigsuppe führt leicht ab.
60. Wieviel gibt man dem Säugling jedesmal in die Flasche?	Soviel, daß die tägliche Nahrungsaufnahme 1 l nicht übersteigt; die Einzelmahlzeit steigt demgemäß entsprechend der weniger often Darbietung der Flasche von ca. 60 g auf 200—250 g im 6. Monat.
61. Wie warm soll die Milch sein?	Wenn man die Flasche über dem äußeren Augenwinkel gegen die Schläfe hält, muß man eine angenehme Wärme empfinden.
62. Was geschieht mit der Flasche nach dem Trinken?	Die nicht getrunkene Milch wird stets weggegossen, die Flasche mit Salz oder Sodalösung sofort gründlich gereinigt, mit reinem Wasser nachgespült und umgestülpt aufbewahrt. Die Saugpfropfen werden in einem Gefäß mit abgekochtem Wasser aufbewahrt (in Emailleschälchen mit dem Mullappen zusammen; vgl. N 39, Seite 126).
63. Wie gibt die Pflegerin die Flasche?	Sie hält die Flasche etwas schräg, aber nicht so, daß das Kind Luft mit einsaugt. Nach der ersten Hälfte wird das Kind einen Moment aufgerichtet, bis es 1—2 mal aufgestoßen hat, dann trinkt es die zweite Hälfte ruhiger aus und speit seltener.
64. Woraus sollen die Saugpfropfen sein?	Aus braunem Gummi, nicht aus Kautschuk, weil dieser zuweilen Arsen enthält.
65. Wie groß soll das Loch in der Spitze sein?	Wenn man die umgekehrte Flasche schräg hält, soll die Milch langsam heraus-träufeln.
66. Was für Saugvorrichtungen sind zu verwerfen?	Solche mit langen Zinn- oder Gummiröhren, weil sie nicht sauber gehalten werden können.
67. Dürfen Saugpfropfen ohne Flasche dem Kind gegeben werden?	Unter keinen Umständen; sie sind oft Schuld an Verdauungsstörungen.
68. Was darf dem Säugling außer der Milch verabreicht werden?	Anfangs gar nichts, vom 2. Halbjahre ab dünner Grießbrei, Gemüsebrei und Obstmus.

Haring. 3. Aufl.

Frage:	Antwort:
69. Wie oft wird der Säugling gebadet?	Im ersten Lebensjahre täglich.
70. Wie warm und wie lange?	35—36° C, 5 Minuten lang.
71. Wie wird das Kind im Bad angefaßt?	Man faßt mit dem Unterarm unter den Schulterblättern hin, die Finger in der Achselhöhle, Daumen auf der Schulter. Die andere Hand bleibt frei zum Bespülen und Abwaschen des Säuglings mit dem Schwamm. Nach dem Bad gut abtrocknen und einpudern!
72. Soll der Mund des Säuglings regelmäßig mit ausgewaschen werden?	Nein, beim gesunden Kind ist es überflüssig. Vor allem darf das Badewasser weder zum Auswaschen des Mundes noch der Augen benützt werden.
73. Welche Bedeutung hat die Nabelschnur?	Das neugeborene Kind wird vom mütterlichen Blut ernährt, das vom Mutterkuchen aus durch die Nabelschnur strömt. Vom Augenblick der Geburt an atmet das Kind durch die Lungen, kann Nahrung durch die Verdauungswerkzeuge aufnehmen und braucht die Nabelschnur nicht mehr. Sie wird bei der Geburt steril abgebunden, durchtrennt. Der am Kind befindliche Nabelschnurrest fällt am 4.—6. Tage ab. Der andere Teil der Nabelschnur hängt am Mutterkuchen und wird mit diesem und den Eihautresten zusammen als Nachgeburt kurz nach der Geburt des Kindes ausgestoßen.
74. Als was ist der Nabel beim Neugeborenen anzusehen?	Als frische Wunde und muß deshalb genau so steril behandelt werden. Es wird sogleich nach dem Bad der Nabelschnurrest auf sterile Kompressen gelegt, steril bedeckt und der Verband mit der Nabelbinde festgehalten.
75. Was muß bei Nabelblutungen geschehen?	Sofortiges Herbeirufen des Arztes, bis dahin steriler Druckverband.
76. Warum soll das Kind nicht im Bett der Amme oder Mutter liegen, außer wenn es trinkt?	Weil es im Schlaf hinausgeworfen oder erdrückt werden könnte.
77. Was sind An-	Außer der regelmäßigen Gewichtszu-

Pflege des Säuglings.

Frage:	Antwort:
zeichen für das Gesundsein des Säuglings?	nahme: rosige Gesichtsfarbe, die ersten 4—6 Wochen viel Schlaf, dann ruhiges und heiteres Wesen, täglich 2—4 mal schmerzlose, breiige, goldgelbe, nicht gehackerte Entleerungen (in den ersten Tagen schwarzgrünes Kindspech). Zerfahrene Stühle in der ersten Zeit des Stillens sind kein Grund zum Abstillen. In die Windeln wird etwa doppelt so oft entleert, als Mahlzeiten verabreicht werden. Die Temperatur des Neugeborenen beträgt im Darm 36,9, der Puls 135, später weniger, die Atmung 35.
78. Was bedeutet das Schreien des Säuglings gewöhnlich?	Hunger, Naßliegen oder Unbehagen durch Wundsein. Die Pflegerin soll versuchen, die Ursache festzustellen. Ist das Kind hungrig, so soll trotzdem nicht von den regelmäßigen Mahlzeiten abgewichen werden, sie dürfen höchstens etwas reichlicher gegeben werden. Keinesfalls darf durch Wiegen, Schaukeln und Umhertragen das Kind verwöhnt werden. Unterbleibt dies, so wird das Kind sehr bald auch bis zur Mahlzeit schlafen und das Schreien unterlassen.
79. Was deutet auf Verdauungskrankheiten hin?	Schlaffheit der Haut, aufgetriebener Leib, bisweilen Temperatursteigerungen, wenn dabei die Entleerungen wässerig sind und mit einzelnen weißen Stücken, wie von gehackten Eiern, durchmengt, oder ungewöhnlich grün aussehen, übel riechen. Verstopfung beruht bisweilen auf Übererernährung.
80. Was wird da für den Arzt aufgehoben?	Eine Windel mit Stuhlgang.
81. Welche Säuglingskrankheit ist wie eine übertragbare Krankheit anzusehn?	Die **Sommerdiarrhoe** und der **Brechdurchfall**, die neuerdings als Hitzschlag, begünstigt durch zu warmes Einbetten, heiße Stubenluft (Küchenofen!) usw. aufgefaßt werden.
82. Was muß die Pflegerin bis zur Ankunft des herbeigerufenen Arztes tun?	Es muß dafür gesorgt werden, daß unbedingt jede Milch weggelassen wird; Flüssigkeit wird nur als leicht gesüßter Fencheltee zugeführt.
83. Wie wird das Wundwerden des Kindes verhindert?	Es werden alle Hautfalten, besonders am Hals und die an den Schenkeln nach dem Bad bzw. nach den Ausleerungen gut getrocknet und eingepudert.
84. Welche Bedeutung hat die **Gelb**-	Sie ist meist vollständig ungefährlich.

9*

Frage:	Antwort:
sucht der Neugeborenen?	
85. Welche Bedeutung haben **Augenentzündungen** bei Neugeborenen?	Sie sind stets als gefährlich anzusehen und erfordern Hinzuziehung eines Arztes, da in wenigen Tagen Erblindung eintreten kann.
86. Welche Bedeutung haben weiße Flecken der Mundschleimhaut?	Das sind Schwämmchen oder **Soor** oder Aphthen, Mundkrankheiten, die durch Unreinlichkeit oder durch Lutscher entstehen und zu schweren Entzündungen der Mundschleimhaut führen können und damit zu ernsten Störungen in der Nahrungsaufnahme. Ärztliche Behandlung ist erforderlich.
87. Was gibt es für angeborene Fehler?	Hasenscharten, Wolfsrachen, Eingeweidebrüche, Klumpfüße usw. Alle diese Fehler erfordern Herbeiziehung des Arztes.

Anhang.

Anleitung zur Beurteilung der wichtigsten Nahrungsmittel und Getränke.

1. Wasser.

Gutes Trinkwasser soll klar, farblos und frei von fremdartigem Geruch und Geschmack sein. Hartes Wasser, das reichlich Kalk- und Magnesiasalze enthält, schmeckt besser als weiches, eignet sich aber weniger zum Kochen und Waschen. Etwa im Wasser vorhandene Krankheitskeime werden am sichersten durch Abkochen unschädlich gemacht. Geschmacksverbesserungen s. S. 27, Fragen 48, 49.

Eisstückchen zum Schlucken, Eispillen dürfen nur aus künstlichem Eis bestehen, weil im Natureis oft lebensfähige Krankheitskeime, besonders Typhusbazillen enthalten sind. Die Aufbewahrung des Eises geschieht in kühlem Raum auf Holz- oder Strohrosten oder in aufgehängten Mullsäcken, so daß die Eisstücken nicht im Schmelzwasser liegen.

2. Milch.

Die für den menschlichen Körper erforderlichen Nährstoffe: Eiweiß, Fette und Kohlehydrate enthält in besonders leicht verwertbarer Form die Milch (von der Kuh, Ziege, Eselin). Dazu ist völlig reinliche Gewinnung und Aufbewahrung Erfordernis.

Gute Milch soll von weißer Farbe (bläuliche Farbe deutet auf Abrahmung oder Wasserverdünnung hin), leichtflüssig sein, gut riechen und schmecken. Sie soll so fettreich sein, daß das spezifische Gewicht 1029—1034, bei abgerahmter Milch 1033—1038 beträgt. Beim Stehen der Milch muß sich Rahm an der Oberfläche bilden.

Nur wenn die Herkunft der Milch ganz einwandfrei und von gesunden Tieren sichergestellt ist, darf der Genuß in rohem Zustande, als saure (dicke) oder als Buttermilch erfolgen; sonst ist Sterilieren (100°) von wenigstens 3 Minuten Dauer erforderlich. Pasteurisieren (ca. 70°) verhindert nur das Sauerwerden, tötet aber Krankheitskeime nicht ab. Kondensierte Milch, konservierter Rahm sind zu verwenden, wenn die frische Milch verdächtig ist.

3. Butter.

Aus abgekühltem Rahm durch kräftiges Schütteln (Zentrifugieren) gewonnen, soll die Butter blaßgelbe Farbe, angenehmen, nicht ranzigen Geruch und Geschmack aufweisen, geschmeidig, auf dem Durchschnitt gleichmäßig sein und nicht mehr als 2% Kochsalz enthalten.

4. Eier

sollen frisch und von gutem Geschmack sein. Schlechte Eier schwimmen in 5%iger Kochsalzlösung an der Oberfläche, ältere in der Mitte, ganz frische sinken auf den Boden. Gegen das Licht gehalten ist ein frisches Ei durchscheinend, es schwappt nicht beim Schütteln.

5. Fleisch.

Der Nährwert und die Schmackhaftigkeit des Fleisches sind abhängig hauptsächlich vom Alter und Ernährungszustand des Tieres, sowie von der Körpergegend, der es entstammt. Das Fleisch jüngerer Tiere, besonders beim Geflügel, ist weich und zart. Frischgeschlachtet ist das Fleisch zähe, doch kann es zum Kochen verwendet werden; zum Braten muß es einige Tage alt, d. i. tafelreif sein. Die zartesten Braten gibt der Rost. Beim Kochen des Fleisches erhält man gute Bouillon, wenn man es mit kaltem Wasser ansetzt. Bringt man es dagegen sofort in siedendes Wasser, so kommt es nicht zur Auslaugung; das Fleisch bleibt nahrhafter. Fleisch im Fäulniszustande ist gesundheitsschädlich; bei Konservenbüchsen buchten die Fäulnisgase den Deckel empor.

6. Fische.

An frischen Fischen sind die Kiemen von rosaroter Farbe, die Augen durchsichtig, hervorstehend, die Schuppen glänzend und ziemlich festsitzend, das Fleisch fest und derb und von frischem Geruche an den geöffneten Kiemen. Fingereindrücke dürfen keine Dellen hinterlassen. In einen Behälter mit kaltem Wasser geworfen, sinkt ein guter Fisch unter; in kochendes Wasser gebracht, darf der Fisch nicht schon in wenigen Sekunden zerfallen. Aufbewahrung so kühl als möglich und ohne Eis nicht länger als einen halben Tag.

Verdaulichkeitstabelle.

Die leichte Verdaulichkeit der Nahrungsmittel und Getränke nimmt ab ungefähr in der Reihenfolge der nachstehenden Aufzählung; demgemäß darf die Krankenkost bei der Rekonvaleszenz in dieser Reihenfolge gesteigert werden:

Wasser, natürliche Säuerlinge, Bouillon, Milch, weiche rohe Eier, Zwieback, englische Kakes;

gekochte Kalbmilch, gekochtes Kalbshirn, gekochtes Huhn (jung, ohne die Haut), gekochte Taube, gekochte Kalbsfüße, Milchbrei aus Tapioka, Eierschaum;

geschabtes oder fein gehacktes rohes Rindfleisch (Lendenstück), fein gehackter roher Schinken, Kartoffelpüree, altbackenes oder ohne Fett geröstetes Weißbrötchen (Semmel), in frischester Butter angebratenes Beefsteak, Milchkaffee, Milchtee;

gebratenes Huhn, gebratene Taube, gebratenes Reh, desgl. Rebhuhn, Roastbeef, kalt, Kalbsrücken oder Kalbskeule gebraten, gesottener Hecht, Zander, Karpfen, Kaviar, Makkaroni, Reisbrei, fein gehackter Spinat, Spargel, Blumenkohl, gedämpfte Äpfel, leichter Weiß- und Rotwein.

Besonders schwer verdaulich sind Kohlarten, Hülsenfrüchte (Erbsen, Linsen), Schnittbohnen, Gurkensalat, fette Gans und Ente.

Aufgaben zur praktischen Ausführung.

1. Die während der **selbständigen Pflege eines Kranken** (einschließlich einer Nachtwache) gemachten Beobachtungen sind in einem schriftlichen Bericht niederzulegen, und zwar sind Temperatur, Puls, Atmung, Ausleerungen, ärztliche Verordnungen, das allgemeine Verhalten des Kranken, sowie etwaige besondere Vorkommnisse in der Niederschrift zu verzeichnen.

Es ist zu demonstrieren (in der Prüfung!):

2. das Pulszählen, Zählen der Atmung, Messen der Körperwärme in der Achselhöhle und im After (F 6—17),
3. die Waschung der Kranken an Gesicht, Hals und Händen; Mundpflege bei Schwerkranken (D 13, 14),
4. die Ganzwaschung des im Bett liegenden Kranken (F 137),
5. das Verabreichen der Kost und Füttern des Schwerkranken,
6. das Wechseln der Leibwäsche des Kranken (D 23),
7. das Umbetten eines Kranken durch zwei Pfleger (Seite 33 und 34),
8. die Beförderung des Kranken auf einer Trage einen längeren Weg und eine Treppe hinauf und hinab (Seite 34),
9. die genaue Untersuchung des Urins (F 26—27, 29—37);

die Ausführung ärztlicher Verordnungen:

10. das Verabreichen von Pulver (ersetzt durch Zucker) in Oblaten, von Pillen und Tabletten (F 42—47),
11. das Verabreichen von flüssigen Arzneien in Tropfen (F 48—50),
12. das Bereiten eines Teeaufgusses (F 52),
13. das Inhalierenlassen (F 65—71),
14. das Einreiben mit öliger und spirituöser Flüssigkeit (F 101—102),
15. die Spülung der Nase (F 82—84),
16. das Ausspritzen und Einträufeln ins Ohr (F 82—83, 85),
17. das Einträufeln ins Auge (F 72—74),
18. ein Einlauf (F 82—83, 87—95),

19. das Einführen eines Stuhlzäpfchens (F 63),
20. womöglich das Katheterisieren eines Mannes durch den Pfleger, einer Frau durch die Pflegerin (G 28, 29),
21. das trockene Schröpfen, womöglich auch Blutegel setzen (F 107 bis 115),
22. das Anlegen der Staubinde nach Prof. Bier (F 116—119),
23. der Gebrauch der Saugglocke bei eiternden Wunden und antiseptischer feuchter Verband (F 120),
24. das Elektrisieren mit dem galvanischen und faradischen Apparat,
25. die Ausführung der Massage (F 123—128),
26. das Anlegen von Bindenverbänden an Kopf, Rumpf und Gliedmaßen (G 130—141),
27. die Verwendung der Verbandtücher (G 142, 143);

die Hilfeleistung bei der Wasserbehandlung und Badepflege:

28. das Anlegen eines hydropathischen Umschlags an den Gliedmaßen (F 149),
29. das Anlegen eines Prießnitzschen Umschlags um die Brust (F 153),
30. die feuchte oder trockene Einwickelung des Kranken (F 141, 143),
31 die kalte Abreibung (F 144),
32. die Anwendung von Güssen, der schottischen und der Wechseldusche (F 140),
33. die Vorbereitung eines Vollbades (D 64—76),
34. die Vorbereitung eines Teilbades (Armseifenbad),
35. die Hilfeleistung beim Hinführen des Kranken zum Bad, beim Hineinsteigen oder Hineinheben eines unbeweglichen Kranken,
36. die Ausführung des Heißluftbades für den sitzenden Kranken,
37. desgl. die für den im Bett Liegenden (F 165—169),
38. die Verabreichung eines örtlichen Heißluftbades,
39. womöglich die eines Sandbades (F 163),
40. die Vorbereitung und Verabreichung von Breiumschlägen (F 155 und 156),
41. die Vorbereitung und Verabreichung von Thermophoren (F 157),
42. das Füllen und Auflegen eines Eisbeutels (F 159),
43. das Anlegen und Regulieren der Kühl- oder Wärmschlangen,
44. die Ausführung einer Bähung und wenn möglich des allgemeinen Dampfbades (F 158, 162, 170);

die Vorbereitung zu kleineren ärztlichen Eingriffen:

45. zur Injektion (G 16—17),
46. zur Punktion und Probepunktion (G 18),
47. zum Magenaushebern und Spülen (G 22—24),

Aufgaben zur praktischen Ausführung. 137

48. zum Aderlaß (G 25—26),
49. zum Luftröhrenschnitt (G 27);

die Hilfeleistung bei Operationen:

50. die vorschriftsmäßige Händedesinfektion (G 49),
51. das Auskochen der Instrumente etc. (G 101—104),
52. das Sterilisieren der Verbandstoffe im Wasserdampfapparat (G 105),
53. das Herrichten eines Operationstisches im Privathaus (G 97—99),
54. das Zureichen der Instrumente mit Namen, des Nähmaterials und der Verbandstoffe (G 101—106),
55. das Desinfizieren des Operationsfeldes (G 109),

die Hilfe bei der Betäubung:

56. das örtliche Unempfindlichmachen. durch Chloräthyl (G 112 bis 114),
57. die Vorbereitung der Einatmungsnarkose (G 115—117),
58. das Auftropfen des Chloroforms auf die Maske, des Äthers in die Maske,
59. die Ausführung des Ätherrausches (G 119),
60. die Beobachtung der Augen, des Pulses, der Atmung (G 120—124),
61. die Ausführung der Kochsalzinfusion (G 19—21);

die Hilfe beim Verband:

62. das Halten von Gliedmaßen (D 4—9),
63. die Vorbereitung des Gipsverbandes und Zureichen der gebrauchsfertigen Gipsbinden (G 156—160),
64. die Vorbereitung und Hilfe beim Heftpflaster- oder Mastixzugverband einschließlich Polsterung der Lagerungsschiene (G 155);

die erste Hilfe bei Unglücksfällen:

65. das Abziehen des unteren Augenlides und Umkrempeln des oberen zum Zwecke der Entfernung eines angenommenen Fremdkörpers,
66. die Stillung einer äußeren Blutung durch Hochheben oder Lagern des Gliedes (Seite 31),
67. die Stillung einer äußeren Blutung durch Wunddruckverband,
68. die Stillung einer äußeren Blutung durch Abdrücken der zuführenden Schlagader (H 47),
69. die Stillung einer äußeren Blutung durch Umschnürung des Gliedes oberhalb der Wunde (H 48, 49),
70. die Lagerung eines Ohnmächtigen und Wiederbelebungsversuche (H 57—63),
71. die Ausführung der künstlichen Atmung (H 63),

72. die Behandlung eines Ertrunkenen (H 64),
73. das Verbinden einer Schußwunde mit dem Verbandpäckchen,
74. die selbständige Versorgung eines komplizierten Beinbruches,
75. die Herstellung einer Nottrage (Seite 70—74);

die bei der Pflege eines ansteckenden Kranken notwendige Desinfektion:

76. des Auswurfs des Kranken (J 114),
77. die des Stuhles und Urins (J 115),
78. die Reinigung der Waschbecken, Nachtgeschirre usw. (J 118),
79. die Desinfektion der Bett- und Leibwäsche ansteckend Kranker,
80. die Desinfektion beschmutzter Hände (J 122),
81. das Abreiben der Tapeten, Abscheuern der Gegenstände, die nicht im Wasserdampf desinfiziert werden können (Seite 104),
82. die Desinfektion von Pelzsachen, von Bürsten und Lederzeug,
83. die Desinfektion des Eßgeschirrs (J 119),
84. die Zimmerdesinfektion mit Formaldehydgas (Seite 107),
85. die Desinfektion in Aborten (C 56).

Alphabetisches Inhaltsverzeichnis mit Fremdwörterverdeutschung.

Abbinden eines Gliedes bei Blutung 88.
Abgänge, Beseitigung der 27.
Abklatschungen 60.
Aborte 28.
Abreibung 60.
Abszeß = Eiteransammlung 19.
Abweichen = Durchfall 40, 46, 99.
Aderlaß 65.
Aetherrausch 77.
Agonie = Todeskampf.
Akme = Höhepunkt 94.
Aktinomykose = Strahlenpilzkrankheit 19.
Akut = plötzlich auftretend 16, 93.
Albumen = Eiweiß 47.
Alkohol = Spiritus, Weingeist 41, 69, 123.
Ambulante Behandlung = Sprechstundenbehandlung.
Anämie = Blutarmut.
Anamnese = Vorgeschichte.
Anästhesie = Unempfindlichkeit 76.
Anatomie = Lehre vom Bau des menschlichen Körpers 1.
Angehörigen, Auftreten gegenüber den 121.
Angina = Mandelentzündung 101.
Ansteckung 17, 93.
Antisepsis = fäulniswidrige, keimtötende Wundbehandlung 21.
Antitoxin = Gegengift 20.
Anzeigepflicht 110, 112, 118.
Aorta = Hauptkörperschlagader 15.

Apathisch = teilnahmslos 85.
Aphthen = Mundfäule 132.
Apoplexie = Schlagfluß, Gehirnschlag 86.
Appendicitis = Blinddarmentzündung 8.
Approbation = Genehmigung 110.
Arbeiterfürsorgegesetze 115.
Arterie = Schlagader 7.
Arznei 38, 48.
Arzte, Stellung zum 121.
Ascites = Bauchwassersucht.
Asepsis = keimfreie Wundbehandlung 21.
Asphyktisch = erstickend.
Ätzende Stoffe 91.
Atmung 14, 16, 43, 45.
Atmung, künstliche 90.
Atrophie = Abzehrung.
Auge; Erkrankung 11, 18, 130.
Ausführung ärztlicher Verordnungen 48.
Auskultation = Behorchung.
Ausscheidungen 46, 96, 106.
Ausschlag (Exanthem) 96.
Aussehen des Kranken 85.
Ausstattung des Krankenzimmers 21.
Auswurf 94, 106.
Autopsie = Leichenschau.

Badepflege 36, 58, 130.
Bakterien = Spaltpilze 18.
Baracken 20.
Basis = Grundlage.
Bau des menschlichen Körpers 1.

140 Alphabetisches Inhaltsverzeichnis mit Fremdwörterverdeutschung.

Behrings Heilserum 95, 101.
Beleuchtung des Krankenzimmers 24.
Bellocq sches Röhrchen 88.
Benachrichtigung des Arztes 83.
Benehmen des Pflegers usw. 119.
Beobachtung des Kranken 43.
Bericht an den Arzt 48.
Berufsgeheimnis 118, 122.
Besuche von Angehörigen 96.
Bestandteile des menschlichen Körpers 2.
Bestimmungslinien 2.
Betäubung 76.
Bett 23, 31, 33.
Bewußtlosigkeit 89.
Biersche Stauung 57.
Bistourie = Messer mit einschlagbarer Klinge.
Blattern (Pocken) 96.
Bleiwasser 70.
Blennorrhoe = eitriger Bindehautkatarrh 132.
Blinddarm 8.
Blitzschlag 91.
Blut 7.
Blutentziehung 56.
Blutkreislauf 15.
Blutleere 88.
Blutung, Blutstillung 87.
Blutvergiftung 20.
Borlösung 69.
Brechdurchfall 131.
Bronchitis = Luftröhrenkatarrh.
Butter 133.

Callus = Knochenneubildung bei Knochenbrüchen 66.
Cambric = Baumwollstoff für Binden 79.
Carcinom = Krebs.
Catgut = Darmsaite als Nähmaterial 75.
Charpie = gezupfte Leinwand (veraltet).
Chemische Desinfektionsmittel 105.
Chloräthyl 77.
Chlorkalkmilch 101.
Chloroform 77, 92.
Chlorose = Bleichsucht.
Cholera 100.

Chronisch = langsam verlaufend 16, 93.
Cyanose = Blausucht bei Blutstauungen 85.

Dampfbäder 62.
Darmblutungen 100.
Darmkatarrh 130.
Darmrohr 54.
Dauerbäder 38.
Decubitus = Durchliegen, Druckbrand 30.
Defekt = Mangel.
Dekokte = Abkochungen 49.
Delirium = Rasen, Phantasieren 85.
Dermatologe = Arzt für Hautkrankheiten.
Desinfektion = Zerstörung von Ansteckungsstoffen 21, 104.
Diabetes = Zuckerkrankheit.
Diagnose = Krankheitsbezeichnung.
Diarrhoe = Durchfall, Darmkatarrh 40, 46, 96.
Diätformen 40.
Diphtherie 101.
Disposition = Veranlagung, Empfänglichkeit 18.
Drainage = Einlegen von Kautschukröhren (Drains) in absondernde Wunden oder Höhlen 75.
Drüsen 6.
Durststillung 41.
Dysenterie = Ruhr 112.
Dyspepsie = Verdauungsstörung.

Eier 133.
Eigenschaften, Allgemeine des Pflegepersonals 119.
Einatmen von Arzneien 51.
Eingeben von Arzneien 48.
Einlauf 54.
Einpackungen, Einwickelungen 60.
Einreibungen 55.
Einrichtung in Krankenräumen 22.
Einspritzungen, Eingießungen 52, 54.

Alphabetisches Inhaltsverzeichnis mit Fremdwörterverdeutschung.

Einträufelungen 52.
Eisumschläge 62.
Eispillen, Aufbewahrung 133.
Eiterung von Wunden 19.
Eiweiß, Untersuchung des Urins auf 46.
Ekzem = Hautausschlag.
Elektrisieren 57.
Empyem = Eiteransammlung 19.
Emulsion = milchähnliche Mischung 93.
Endemie = Ortsseuche 93.
Entfernen von Fremdkörpern aus dem Auge 87.
Entzündung 16.
Epidemie = Volksseuche 93.
Epilepsie = Krampfkrankheit, Fallsucht 86.
Erbrechen, als gefahrdrohende Erscheinung 86.
Erdrosselte, Erfrorene, Erstickte, Ertrunkene zu behandeln 86, 90.
Erkrankungen, Allgemeine Lehre von den 15.
Ernährung des Säuglings 127.
Ernährung, künstliche 43.
Erysipel = Rotlauf, Rose 20, 102.
Erwerbsunfähigkeit, Entschädigung bei 115.
Esbachsche Probe = Kochprobe bei Urinuntersuchungen 47.
Essigsaure Tonerde 69.
Eßlöffel, Gehalt eines 50.
Exanthem = Hautausschlag 96.
Exitus = Tod 108.
Extension = Streckung 83.
Extraktion = Ausziehen.
Extremitäten = Gliedmaßen.

Fäces = Kot, Stuhl 114.
Fahrpreisermäßigung auf der Eisenbahn 119.
Faradisation = Elektrisieren mit dem unterbrochenen Strom 57.
Fascie = Bindegewebsschicht 6.
Fichtennadelextrakt 38.
Fieber 17.
Fieberkurve, Fiebertafel 45, 94, 97.
Fisch 134.
Fistel = Eitergang 19.

Flatus = Blähungen.
Fleckfieber 99.
Fleisch 134.
Fluktuation = Wellenbewegung.
Formaldehyd zur Desinfektion 104, 107.
Fötus = das ungeborene Kind.
Fraktur = Knochenbruch.
Fremdkörper 87.
Frequent = häufig.
Funktion = Tätigkeit.
Furunkel = Schwär.

Galvanisation = Elektrisieren mit dem konstanten Strom 57.
Galvanokaustik = Behandlung mit elektrischer Glühhitze.
Gangrän = Gewebsbrand.
Gefahrdrohende Krankheitserscheinungen 85.
Gefäße, Gemäße 50.
Geistlichen, Verhalten gegenüber den- 121.
Gemeingefährliche Krankheiten 112.
Genfer Konvention 119.
Genickstarre, epidemische 102.
Geschirr 107.
Gesetzliche Bestimmungen 117.
Gesichtsrose 102.
Gesundheit, Merkmale der 15, 130.
Getränke für Kranke 40, 133.
Gewicht usw. 15, 127.
Gifte 50, 92.
Gipsverband 82.
Glissonsche Schwinge = Stütze bei Wirbelsäulenerkrankung 83.
Graduiert = in Grade eingeteilt 65.
Granulation = wildes Fleisch 67.
Grenzen der Hilfeleistung 95.
Gruben 27.
Guttapercha 79.
Gynäkologe = Frauenarzt.

Halluzinationen = Sinnestäuschungen.
Halten von Gliedmaßen 28, 29.
Hämoptoë = Blutsturz 88.
Hämorrhoiden = Blutaderknoten am After.
Händedesinfektion 68, 107.

Hantierung am Kranken 28.
Harnverhaltung 86.
Hasenscharte = angeborener Fehler der Lippe 132.
Haut 6.
Hautreizende Mittel 55.
Hebern, Ausheben 64.
Heftpflasterverbände 81.
Heilserum, Behringsches 101.
Heißluftbäder 62.
Heizung 25.
Hektisch = abzehrend.
Helfoplast = Kautschukheftpflaster 81.
Hemiplegie = halbseitige Lähmung.
Hemden für Kranke 31.
Hereditär = erblich.
Hernie = Bruchschaden, Unterleibsbruch 86.
Herpes = Bläschenausschlag.
Herzschwäche 84, 85.
Hilfeleistung bei der ärztl. Unters. 63.
Hilfeleistung bei größeren Operationen 74.
Hilfeleistung des Pflegepersonals, selbständige 83, 98.
Hitzschlag 91.
Hoher Einlauf 54.
Höllensteinlösung 69.
Homöopathie = Behandlung mit übermäßig verdünnten Mitteln.
Hospitalbrand = frühere Wundinfektionskrankheit.
Hustenreiz, Hilfe bei 84.
Hydrotherapie = Wasserbehandlung 60.
Hygiene = Gesundheitslehre.
Hyperämie = Blutüberfüllung.
Hysterie = Nervenkrankheit ohne nachweisbare Organerkrankung.

Ikterus = Gelbsucht.
Ileus = Darmverschlingung, innerer Darmverschluß 86.
Immunität = Unempfindlichkeit gegen Krankheitsgifte 97.
Impfgesetz 95, 114.
Improvisieren = mit Notbehelfen arbeiten.

Inanition = Entkräftung, Verhungern.
Infektion = Ansteckung 17, 93.
Influenza = Grippe 102.
Infus = Aufguß 49.
Infusion = Eingießung 65.
Inguinalgegend = Leistengegend.
Inhalationsapparat = Apparat z. Einatmung von Wasserdämpfen 51.
Injektion = Einspritzung 53.
Inkubationszeit 93, 96.
Instrumente 75, 76.
Interner = innerer Mediziner.
Intubation = Einführung einer Röhre in den Kehlkopf.
Invalidenversicherung 117.
Invasionskrankheiten = Ansteckungskrankheiten.
Inzision = Einschnitt.
Iris = Regenbogenhaut.
Irisch-römisches Bad = Heißluftbad, das auf den ganzen Körper einwirkt 62.
Irregulär = unregelmäßig.
Irreparabel = unheilbar.
Irrigation = Begießung, Bespülung.
Irrigator = Spülkanne 52.
Ischias = Hüftweh.
Isolierung = Absperrung 95.

Jenner 95.
Jodoform 55.

Kachexie = Kräfteverfall.
Kalorie = Wärmeeinheit.
Kältebehandlung 62.
Kanthariden = spanische Fliegen 56.
Kanüle = Röhrchen 66.
Kapillaren = Haargefäße 7.
Karbol = Desinfektionsmittel 69, 105.
Karbunkel = großer Schwär.
Kardialgie = Magenkrampf.
Karies = Knochenfraß.
Kataplasma = Breiumschlag 61.
Katarakt = grauer Star.
Katarrh = Entzündung der Schleimhaut mit Absonderung.
Katgutzubereitung 75.

Alphabetisches Inhaltsverzeichnis mit Fremdwörterverdeutschung. 143

Katheter = Röhre zum Einführen in die Harnröhre usw. 66.
Kaustikum = Ätzmittel.
Kefir = Kuhmilch, gegoren durch Zusatz von Kefirpilzen 42.
Keuchhusten 98.
Kindbettfieber = Krankheit bei Wöchnerinnen 19, 20, 122.
Kleidung der Kranken 30.
Klumpfuß = angeborener Stellungsfehler des Fußes 132.
Klysma = Klystier = Darmeingießung 43.
Knochenbruch 71.
Knochenlehre 3.
Kochsalzlösung, physiologische 65.
Kokain 51.
Kokken = Kugelbakterien 18.
Kolik = starkes Leibschneiden.
Kollaps = plötzlicher Kräfteverfall 17, 84.
Kollodium = Klebäther 55.
Koma = Unbesinnlichkeit.
Komplikation = Verwicklung, Verschlimmerung 102.
Kompressen = vielfach zusammengelegte Verbandstoffe 79.
Kompressionsverband = Druckverband 88.
Kongenital = angeboren.
Kongestion = Blutandrang nach dem Kopf 59.
Königscher Schleifapparat = Schiene für Fuß und Unterschenkel 83.
Konstitution = Veranlagung.
Kontagiös = ansteckend.
Kontusion = Quetschung 70.
Konvulsionen = Zuckungen, Krämpfe 86.
Kost, Kranken- 40.
Krämpfe, epileptische 86.
Krankenbeförderung 34.
Krankenbeobachtung 43.
Krankenbericht an den Arzt 48.
Krankenbett 23, 31, 123.
Krankenernährung 39.
Krankenkost 40.
Krankenpflegeschulen 110.
Krankenuntersuchung, Hilfeleistung bei der 63.
Krankenversicherung 115.

Krankenwachen 48.
Krankenwartung 28.
Krankenzimmer 21, 123.
Krankheiten, gemeingefährliche 112.
Kresol = Wunddesinfektionsmittel 69.
Krisis 84, 102.
Krupp = Halsbräune.
Künstliche Atmung 90.
Kyphose = Buckel.

Labium = Lippe 125.
Laboratorium = Arbeitsraum 114.
Laborieren = leiden.
Lackmuspapier (wird bei Säureberührung rot, bei Alkalien = blau) 46, 106.
Lähmung 86.
Lagerung des Kranken 3, 11, 33, 123.
Laryngologe = Arzt für Kehlkopfkrankheiten.
Laugenvergiftung 92.
Leiche, Behandlung der 108.
Leukoplast = Kautschukheftpflaster 81.
Lichtbäder 62.
Lider, Umstülpen der 87.
Liegeschmerzen 31.
Liniment = Einreibung.
Lokale Anästhesie = örtliche Betäubung 76.
Lüftung 23.
Luftringe 33.
Luftröhrenschnitt 66, 101.
Lumbalanästhesie = Unempfindlichmachen des Körpers durch Einspritzung in den Rückenmarkskanal 77.
Lungenentzündung 101.
Lupus = Gesichtshauttuberkulose 112.
Luxation = Verrenkung, Ausrenkung 71.
Lymphgefäße 7, 19.
Lysol = Kresolpräparat, früher beliebtes Desinfektionsmittel 69, 76.
Lyssa = Tollwut 20.

Magenspülung 65.
Malaria = Wechselfieber.

Mandelentzündung 101.
Manie = Tobsucht.
Marasmus = Verfall, Altersschwäche.
Masern 96.
Massage 58.
Mastix, Mastisol = Firnis 81.
Membran = Häutchen 11.
Meningitis = Hirnhautentzündung.
Messungen 1, 16, 44, 45.
Migräne = halbseitiger Kopfschmerz.
Mikroorganismen = kleinste Lebewesen.
Milch 128, 133.
Milzbrand 20.
Mitella = Armtragetuch 80.
Mixtur = Mischung.
Moor 38.
Mosetigbattist = Wasserundurchlässiger Stoff nach Prof. Mosetig 23, Billroth- 60.
Morphium = Betäubungsmittel 92, 120.
Muskeln 5.

Nabel 130.
Nachkrankheiten 97.
Nähmaterial für Operationen 75.
Nährklystier 43.
Nahrungsmittel, Beurteilung der 133.
Narkose = Allgemeine Betäubung 76.
Nasenspülung 53, -bluten 88.
Nekrose = Absterben von Organen oder Gewebsteilen.
Nelatonkatheter = weicher Gummikatheter 66.
Nephritis = Nierenentzündung.
Nervensystem 10.
Neuralgie = Nervenschmerz.
Neurasthenie = Nervenschwäche.
Nosophen = ein Wismutstreupulver 55.
Notverband 72, 73.
Nylandersche Probe = Urinprobe auf Zucker 47.

Oblate 49.
Obstipation = Stuhlverstopfung.

Ödem = wassersüchtige Anschwellung.
Ohnmacht 32, 89.
Ohr 10, 53.
Operation 74, 76.
Operierter, Pflege frisch 76.
Ophthalmologe = Augenarzt.
Opium 51, 92.
Ordination = Verordnung.
Orthopädie = Geraderichtungskunst.
Otologe = Ohrenarzt.

Palpation = Befühlung, Betastung.
Panaritium = Nagelgeschwür.
Parasiten = Schmarotzer.
Pasteursche Institute 20.
Pastillen = in Form von Plätzchen gepreßte Medikamente 49.
Pavillonsystem des Krankenhauses 21.
Periost = Knochenhaut.
Peristaltik = Verdauungsbewegung der Därme.
Peritonitis = Bauchfellentzündung 86.
Perkussion = Beklopfung.
Perlsucht 103.
Pest 99.
Pflege bei ansteckenden Krankheiten 93.
Pharmakopoe = Arzneimittellehre.
Phlebitis = Venenentzündung.
Phlegmone = Zellgewebsentzündung 19.
Phthisis = Schwindsucht.
Physiologie = Lehre von den Verrichtungen des Körpers 1.
Physiologische Kochsalzlösung = 0,8 %ige Auflösung von Kochsalz in Wasser 65.
Pillen, Einnehmen von 49.
Pinzette = kleine Zange.
Pinselungen 55.
Pipette = Tropfglas, Saugröhre 52.
Plazenta = Mutterkuchen.
Pleura = Brustfell.
Plötzlich auftretende Leiden, Hilfeleistung bei 83.

Alphabetisches Inhaltsverzeichnis mit Fremdwörterverdeutschung.

Pneumonie = Lungenentzündung.
Pocken 97.
Pravazsche Spritze = kleine Spritze zum Hineinbringen von Flüssigkeiten in die Haut, enth. 1 cm 52.
Preisermäßigung bei der Eisenbahn für Kranke 119.
Prießnitz = hydropathischer Umschlag ohne wasserdichten Stoff 61.
Prodromalstadium = Vorläuferstadium 94.
Prognose = Voraussage für den Verlauf der Krankheit.
Prophylaxe = Vorbeugung.
Prüfung des Krankenpflegepersonals, staatliche 110.
Psychiater = Irrenarzt.
Pulverbläser = Gummiball mit Ansatzrohr für pulverförmige Medikamente.
Punktion = Anstechen, Abzapfen von Wasser 65.
Pupille = Sehloch im Auge.
Pus = Eiter; purulent = eitrig.
Pyämie = Blutvergiftung 20.

Quetschungen 70.

Rachitis = englische Krankheit.
Radialis = Speichenschlagader 45.
Räume, Desinfektion infizierter 107.
Reagenzglas = Glasröhrchen zu Kochproben 47.
Reflektor = Blendschirm 25.
Reichsseuchengesetz 112.
Reichsversicherungsordnung 115.
Reifenbahre = Drahtkorb zum Schutz gegen Bettdeckendruck 32.
Reinlichkeitspflege 29, 95.
Rekonvaleszent = Genesender.
Rektum = Mastdarm 44.
Reponieren = zurückbringen.
Resistenz = Widerstand.
Revakzination = Wiederimpfung.
Rezidiv = Rückfall 94.

Röntgen, das = Durchleuchten d. Körpers mit den nach dem Entdecker genannten Strahlen.
Rose 102.
Rotes Kreuz 118.
Röteln = masernähnliche Erkrankung 98.
Rotz 112.
Ruhr 100.
Ruptur = Zerreißung.

Saccharum = Zucker.
Salinisch = salzhaltig.
Samariterdienst 87.
Sandbäder 62.
Sarkom = bösartige Bindegewebsgeschwulst.
Sauerstoffapparat 51.
Saugglocken 57.
Säuglingspflege 122.
Säurevergiftung 92.
Scharlach (Scarlatina) 96.
Scheintod 89.
Schienen 73, 82.
Schlaf 16.
Schlaflosigkeit, Hilfe bei 84.
Schlaganfall 86.
Schmerzen, Hilfe bei 83, 84.
Schröpfköpfe 56.
Schüttelfrost 86.
Schutzimpfung 95.
Schutzmaßregeln gegen Ansteckung 95.
Schweiß 60, 80, 84.
Sediment = Bodensatz, Niederschlag 47.
Seelenzustand der Kranken 122.
Sekretion = Absonderung.
Senfteig 55.
Sepsis = Fäulnis, Blutvergiftung 20.
Sequester = abgestorbenes Knochenstück.
Serum = wäßrige organische Flüssigkeit 20.
Sezieren = schneiden, zerlegen.
Shock (Choc) = Nervenerschütterung 70.
Signatur = Bezeichnung.
Simulation = Krankheitsheuchlung

146 Alphabetisches Inhaltsverzeichnis mit Fremdwörterverdeutschung.

Sinneswerkzeuge 10.
Sitzbäder 36.
Skalpell = chirurgisches Messer mit feststehender Klinge 66.
Skelett = Knochengerüst 3.
Skorbut = Zahnfleischfäule.
Skrofulose = Drüsenkrankheit.
Solbäder 38.
Solutio = Lösung.
Somnolenz = Schläfrigkeit.
Sonnenstich 91.
Soor = Wundkrankheit bei Kindern 132.
Sopor = tiefer Schlafzustand.
Soxhlet = Apparat zur Milchsterilisation nach dem Erfinder, Prof. Soxhlet, genannt 127, Soxhlets Nährzucker usw. 129.
Spanisch Fliegenpflaster 56.
Speculum = Spiegelrohr.
Speisen, Kranken- 41.
Sphinkter = Schließmuskel.
Spiritus = Weingeist 69.
Sporadisch = vereinzelt auftretend 93.
Spritzen 52.
Spucknäpfe für Tuberkulöse 103.
Sputum = Auswurf.
Standesamtliche Anzeige 118.
Status praesens = gegenwärtiger Zustand.
Stenose = Verengerung.
Sterbende, Sorgfalt für 108.
Sterilisieren = keimfrei machen 21.
Stethoskop = Hörrohr.
Stillgeschäft der Wöchnerin 125.
Stimme, Sprache 14.
Stoffwechsel 13.
Strangulieren = einschnüren.
Striktur = Verengerung.
Struma = Kropf.
Stuhlgang 46, 89, 106, 124.
Subkutan = unter die Haut 53.
Sublimat = stark giftiges Quecksilberpräparat 38, 69.
Suppositorium = Stuhlzäpfchen 51.
Symptom = Krankheitserscheinung 16.

Tabletten = Medikamente in runde flache Form gepreßt 49.
Taenia = Bandwurm 46.

Tamponade = Ausstopfung einer Wunde, Höhle 79.
Tasterzirkel zu Messungen 46.
Teebereitung 49.
Testament 117.
Tetanus = Starrkrampf 20.
Therapie = Behandlung.
Theorie = wissenschaftliche Betrachtung; Gegensatz: Praxis.
Thermometer = Wärmemesser 36, 44, 49.
Thermophor = Wärmebringer 61.
Tollwut 20.
Tonsillen = Mandeln.
Touchieren = berühren 79.
Tour = Runde, Gang.
Tourniquet = Aderpresse (veraltet).
Tracheotomie = Luftröhrenschnitt 66, 101.
Trachom = Körnerkrankheit der Augenlider 18, 112.
Trage für Kranke 36.
Tragetuch des Armes 80.
Transplantation = Hautüberpflanzung.
Transport, Kranken- 34.
Trauma = Verletzung 70.
Tremor = Zittern.
Trismus = Kinnbackenkrampf.
Troikart = Einstichröhrennadel zur Punktion 65.
Tropfen, Verabreichung von 49.
Tuberkulose 103.
Tuchverbände 80.
Tumor = Geschwulst.
Typhus 99.

Übertragung von Infektionskrankheiten 94.
Ulzeration = Geschwürs(Ulcus)-bildung.
Umbetten der Kranken 33.
Umschläge 60.
Unfallversicherung 115.
Unglücksfälle, Hilfeleistung bei 87.
Unguentum = Salbe.
Unterbindungsmaterial 75.
Unterlagen, wasserdichte 23.
Untersuchung in verschiedener Lage 64.

Urämie = Selbstvergiftung des Körpers durch Harnaufnahme in das Blut, bei Nierenleiden.
Urethra = Harnröhre.
Urin = Harn 14, 17, 46, 106.

Vakzination = Schutzpockenimpfung 95.
Varizellen = Windpocken.
Variola = Pocken, Blattern.
Varizen = Krampfadern.
Venen = Blutadern.
Ventilation = Lüftung in der Wohnung 23.
Verantwortung der Pflegerin 107.
Verbandlehre 79.
Verbandpäckchen 73.
Verbandstoffe, Sterilisieren der 75.
Verbrennungen, Verätzungen, Hilfe bei 91.
Verdaulichkeitstabelle 134.
Verdauung 13.
Vergiftungen und Gegengifte 92.
Verhalten des Pflegepersonals, Allgemeines 28, 119.
Verletzungen, Erkennen und Versorgung von 70.
Verordnungen, Ausführung ärztlicher 48.
Verrenkung 71.
Verrichtungen des menschlichen Körpers 13.
Verschlimmerung, gefahrdrohende 85.
Verschüttete zu behandeln 90.
Verschwiegenheit der Krankenpflegerin 122.
Verstauchung 71.
Vorbereitung für ärztliche Eingriffe 64.

Vorboten der Infektionskrankheiten 94.
Volkmannsche Schiene 83.

Wärmebehandlung 58, 61, 62.
Wäsche für Kranke 30, 96.
Wasser 133.
Wasserbehandlung 58.
Wasserdichte Unterlagen und Verbandstoffe 23, 60, 79.
Wasserglasverbände 83.
Wasserheizung 26.
Wasserkissen 33.
Wasserversorgung in Städten 27.
Weiterverbreitung von Infektionskrankheiten 95.
Wildes Fleisch 67.
Windpocken 98.
Wöchnerin, Pflege der 122.
Wolfsrachen = angeborener Fehler des Gaumens 132.
Wunden, Wundbehandlung 66.
Wunddesinfektionsmittel 69.
Wundkrankheiten 19.
Wundliegen 130.
Wundrose 19, 20.
Wundstarrkrampf 19, 20.
Wundwerden der Brustwarzen 125.
Wundwerden des Säuglings 131.
Würmer 46.

Zähne 3.
Zellgewebsentzündung 19.
Zentralheizung 26.
Zimmerluft 24.
Zuckernachweis im Urin 47.
Zugverband = Streckverband 83.
Zusätze zu Bädern 38.

Literaturverzeichnis.

1. Krankenpflege-Lehrbuch, herausgegeben von der Medizinal-Abteilung des Preußischen Ministeriums der geistlichen, Unterrichts- und Medizinal-Angelegenheiten. August Hirschwald, Berlin, 3. Aufl. 1913.
2. L. Pfeiffer, Taschenbuch der Krankenpflege für Krankenpflegeschulen. Hermann Böhlaus Nachf., Weimar, 6. Aufl. 1910.
3. Einführung in das Weimarsche Taschenbuch der Krankenpflege. Hermann Böhlaus Nachf., Weimar 1907.
4. Unterrichtsbuch für Sanitätsmannschaften. Mittler & Sohn, Berlin 1906.
5. Körting, Unterrichtsbuch für die weibliche freiwillige Krankenpflege. Mittler & Sohn, Berlin 1910.
6. Rupprecht, Die Krankenpflege im Frieden und im Kriege. F. C. W. Vogel, Leipzig 1908.
7. Billroth, Die Krankenpflege im Hause und im Hospitale. Karl Gerolds Sohn, Wien 1905.
8. Salzwedel, Handbuch der Krankenpflege. August Hirschwald, Berlin 1909.
9. Oberst, Leitfaden der Krankenpflege. Gustav Fischer, Jena 1909.
10. Fessler, Taschenbuch der Krankenpflege. Verlag der ärztlichen Rundschau, München 1909.
11. Müller, Robert, Übersichtstafeln zur Krankenpflege. Friedrich Vieweg & Sohn, Braunschweig 1900.
12. Kirstein, Leitfaden für Desinfektoren. Julius Springer, Berlin, 6. Aufl. 1913.
13. Fiedler und Hoelemann, Der Bau des menschlichen Körpers. C. C. Meinhold & Söhne, Dresden 1909.
14. Friedensverpflegungsvorschrift. Mittler & Sohn, Berlin 1912.
15. Rubner, Lehrbuch der Hygiene. F. Deuticke, Leipzig und Wien, 8. Aufl. 1907.
16. Dornblüth, Otto, Moderne Therapie. Veit & Co., Leipzig 1906.

Verlag von Julius Springer in Berlin.

Was heißt Schwester sein?
Beiträge zur ethischen Berufserziehung.
Von Schwester **Anna von Zimmermann**, Oberin.
Zweite Auflage.
1913. In Leinwand gebunden Preis M. 1,50.
Bei gleichzeitigem Bezug von mindestens 20 Expl. à M. 1,25.

Pflichten und Rechte der Oberin.
Von Schwester **Anna von Zimmermann**, Oberin.
1913. Preis M. 2,—; in Leinwand geb. M. 2,60.

Hygienisches Taschenbuch
für Medizinal- und Verwaltungsbeamte, Ärzte, Techniker und Schulmänner.
Von Geh. Medizinalrat Professor **Dr. Erwin von Esmarch**.
Vierte, vermehrte und verbesserte Auflage.
1908. In Leinwand gebunden Preis M. 4,—.

Gesundheitsbüchlein.
Gemeinfaßliche Anleitung zur Gesundheitspflege.
Bearbeitet im **Kaiserlichen Gesundheitsamte.**
Mit Abbildungen im Text und drei farbigen Tafeln.
Sechzehnte Ausgabe.
1914. Kartoniert Preis M. 1,—; in Leinwand gebunden Preis M. 1,25.
Bei Bezug von mindestens 20 Expl. kart. je M. —,80, geb. je M. 1,—.

Grundriß der sozialen Hygiene.
Für Mediziner, Nationalökonomen, Verwaltungsbeamte und Sozialreformer.
Von Dr. med. **Alfons Fischer**, Arzt in Karlsruhe i. B.
Mit 70 Abbildungen im Text. 1913.
Preis M. 14,—; in Leinwand gebunden M. 14,80.

Leitfaden für Desinfektoren
in Frage und Antwort.
Von **Dr. Fritz Kirstein.**
Sechste, vermehrte und verbesserte Auflage.
1913. In Leinwand gebunden Preis M. 1,60.

Untersuchung des Wassers an Ort und Stelle.
Von **Dr. Hartwig Klut,**
Wissensch. Mitglied der Kgl. Versuchs- und Prüfungs-Anstalt für Wasserversorgung und Abwässerbeseitigung zu Berlin.
Zweite, verbesserte und vermehrte Auflage.
Mit 30 Textfiguren. 1911. — In Leinwand gebunden Preis M. 4,—.

Zu beziehen durch jede Buchhandlung.

Verlag von Julius Springer in Berlin.

Kinderpflege-Lehrbuch.
Von Dr. med. **Arthur Keller**, Professor in Berlin, und
Dr. med. **Walter Birk**, Privatdozent in Kiel.
Mit einem Beitrag von Dr. med. **Axel Tagesson Möller**.
Zweite, umgearbeitete Auflage.
1914. Mit 40 Textabbildungen. — Kartoniert Preis M. 2,—.

Pflege und Ernährung des Säuglings.
Ein Leitfaden für Pflegerinnen und Mütter von **Dr. M. Pescatore**.
Fünfte, erweiterte Auflage (24.—29. Tausend),
bearbeitet von Prof. **Dr. Leo Langstein**,
Direktor des Kaiserin Auguste-Viktoria-Hauses
zur Bekämpfung der Säuglingssterblichkeit im Deutschen Reiche.
1914. Kartoniert Preis M. 1,—.

Säuglingspflegefibel.
Von Schwester **Antonie Zerwer**. — Mit einem Vorwort von Professor
Dr. **Leo Langstein**,
Direktor des Kaiserin Auguste-Viktoria-Hauses
zur Bekämpfung der Säuglingssterblichkeit im Deutschen Reiche.
Dritte, unveränderte Auflage.
*Einzelpreis 90 Pfg. — Bei Abnahme von mindestens 20 Expl. 80 Pfg., von
50 Expl. 70 Pfg., von 100 Expl. 60 Pfg.*

Krankenpflege.
Handbuch für Krankenpflegerinnen und Familien
von **Dr. Julius Lazarus**,
Kgl. Preußischer Sanitätsrat und dirigierender Arzt
am Krankenhaus der jüdischen Gemeinde zu Berlin.
1897. Mit zahlreichen Abbildungen. — In Leinwand gebunden Preis M. 4,—.

Atmungsgymnastik und Atmungstherapie.
Von Dr. med. et jur. **Franz Kirchberg**.
1913. Mit 78 Abbildungen im Text und auf 4 Tafeln.
Preis M. 6,60; in Leinwand geb. M. 7,40.

Nährwerttafel.
Gehalt der Nahrungsmittel an ausnutzbaren Nährstoffen,
ihr Kalorienwert und Nährgeldwert, sowie der Nährstoffbedarf des Menschen.
Graphisch dargestellt.
Von Geh. Reg.-Rat **Dr. J. König**,
o. Professor an der Westfälischen Wilhelms-Universität in Münster i. W.
Eine Tafel in Farbendruck nebst erläuterndem Text, in Umschlag.
Elfte, verbesserte Auflage.
1913. Preis M. 1,60.

Zu beziehen durch jede Buchhandlung.

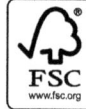

MIX
Papier aus verantwortungsvollen Quellen
Paper from responsible sources
FSC® C105338

If you have any concerns about our products,
you can contact us on
ProductSafety@springernature.com

In case Publisher is established outside the EU,
the EU authorized representative is:
**Springer Nature Customer Service Center GmbH
Europaplatz 3, 69115 Heidelberg, Germany**

Printed by Libri Plureos GmbH
in Hamburg, Germany